FRANZ ANTON

MAGNÉTISME ANIMAL

MÉMOIRES ET APHORISMES

Elibron Classics
www.elibron.com

Elibron Classics series.

ISBN 0-543-94742-4 (paperback)
ISBN 0-543-94741-6 (hardcover)

This Elibron Classics Replica Edition is an unabridged facsimile of the edition published in 1846 by Germer Baillière, Paris.

MÉMOIRES
ET APHORISMES
DE
MESMER.

DELEUZE. Mémoire sur la faculté de **prévision**, avec des notes et des pièces justificatives et avec une certaine quantité d'exemples de prévision recueillis chez les anciens et les modernes. 1836, in-8, br. 2 fr. 50 c.

DU POTET. Manuel de l'étudiant magnétiseur, ou nouvelle instruction pratique sur le magnétisme, fondée sur 30 années d'observations, et suivie de la 4e édition des expériences faites en 1820 à l'Hôtel-Dieu de Paris, 1846, 1 vol. grand in-18 avec 2 fig. 3 fr. 50 c.

DU POTET. Cours du magnétisme en sept leçons, 2e édition augmentée du Rapport sur les expériences magnétiques faites par la commission de l'Académie royale de médecine en 1831, 1 vol. in-8, br. 1840. 6 fr. 50 c.

DU POTET. Essai sur l'enseignement philosophique du magnétisme. 1845, 1 vol. in-8. 5 fr.

GAUTHIER (Aubin). Traité pratique du magnétisme et du somnambulisme, ou Résumé de tous les principes et procédés du magnétisme, avec la théorie et la définition du somnambulisme, la description du caractère et des facultés des somnambules, et les règles de leur direction. 1845. 1 vol. in-8 de 766 pages. 7 fr.

GAUTHIER (Aubin). Histoire du **somnambulisme** chez tous les peuples, sous les noms divers d'extases, songes, oracles et visions examen des doctrines théoriques et philosophiques de l'antiquité et des temps modernes, sur ses causes, ses effets, ses abus, ses avantages, et l'utilité de son concours avec la médecine. 1842, 2 vol. in-8 10 fr.

GAUTHIER (Aubin). Introduction au **magnétisme animal**. Examen de son existence depuis les anciens jusqu'a l'époque actuelle, sa théorie, sa pratique, ses avantages, ses dangers, etc. 1840. 1 vol. in-8. 6 fr.

GAUTHIER (Aubin). Le **magnétisme catholique**, ou Introduction a la vraie pratique, et réfutation des opinions de la médecine sur le magnétisme, ses principes, ses procédés et ses effets. 1844. 1 vol. in-8. 5 fr.

RICARD. Traité théorique et pratique du magnétisme animal, ou méthode facile pour apprendre à magnétiser. 1841, 1 vol. in-8 de 568 pages. 6 fr.

RICARD. Lettres d'un magnétiseur. 1843, 1 vol. in-18. 2 fr.

RICARD. Physiologie et hygiene du magnétiseur, régime diététique du magnétisé. Mémoires et aphorismes de Mesmer. 1844, 1 vol. grand in-18. 3 fr. 50 c.

RICARD. Le magnétisme traduit en Cour d'assises, acquittement. 1845. 1 vol. in-8. 2 fr. 50 c.

Paris. — Imprimerie de Bourgogne et Martinet, rue Jacob, 30.

MAGNÉTISME ANIMAL.

MÉMOIRES ET APHORISMES

DE

MESMER,

SUIVIS

DES PROCÉDÉS DE D'ESLON.

Nouvelle édition avec des Notes par J.-J.-A. RICARD.

PARIS.

GERMER BAILLIÈRE, LIBRAIRE-ÉDITEUR,

RUE DE L'ÉCOLE-DE-MÉDECINE, 17.

1846.

PREMIER MÉMOIRE.

IMPRIMÉ EN 1779.

—

AVIS AU LECTEUR.

La découverte si longtemps désirée d'un principe agissant sur les nerfs doit intéresser tous les hommes; elle a le double objet d'ajouter à leurs connaissances et de les rendre plus heureux, en leur offrant un moyen de guérir des maladies qui jusqu'à présent ont été traitées avec peu de succès. L'avantage et la singularité de ce système déterminèrent, il y a quelques années, l'empressement du public à saisir avidement les premières espérances que j'en donnai; c'est en les dénaturant que l'envie, la présomption et l'incrédulité sont parvenues en peu de temps à les placer au rang des illusions, et à les faire tomber dans l'oubli.

Je me suis vainement efforcé de les faire revivre par la multiplicité des faits; les préjugés ont prévalu, et la vérité a été sacrifiée. Mais, dit-on aujourd'hui, *en quoi consiste cette découverte? — Comment y êtes-vous parvenu? — Quelles idées peut-on se faire de ses avantages? — Et pourquoi n'en avez-vous pas enrichi vos concitoyens?* Telles sont les questions qui m'ont été faites depuis mon séjour à Paris, par les personnes les plus capables d'approfondir une question nouvelle.

C'est pour y répondre d'une manière satisfaisante, donner une idée générale du système que je propose, le dégager des erreurs dont il a été enveloppé, et faire connaître les contrariétés qui se sont opposées à sa publicité, que je publie ce mémoire : il n'est que l'avant-coureur d'une théorie que je donnerai, dès que les circonstances me permettront d'indiquer les règles pratiques de la méthode que j'annonce. C'est sous ce point de vue que je prie le lecteur de considérer ce petit ouvrage. Je ne me dissimule pas qu'il offrira bien des difficultés; mais il est nécessaire de savoir qu'elles sont de nature à n'être aplanies par aucun raisonnement, sans le concours de l'expérience : elle seule dissipera les nuages, et placera dans son jour cette importante vérité : que LA NATURE OFFRE UN MOYEN UNIVERSEL DE GUÉRIR ET DE PRÉSERVER LES HOMMES.

MÉMOIRE

SUR LA DÉCOUVERTE

DU

MAGNÉTISME ANIMAL.

L'homme est naturellement observateur. Dès sa naissance, sa seule occupation est d'observer, pour apprendre à faire usage de ses organes. L'œil, par exemple, lui serait inutile, si la nature ne le portait d'abord à faire attention aux moindres variations dont il est susceptible. C'est par les effets alternatifs de la jouissance et de la privation qu'il apprend à connaître l'existence de la lumière et ses gradations ; mais il resterait dans l'ignorance de la distance, de la grandeur et de la forme des objets, si, en comparant et combinant les impressions des autres organes, il n'apprenait à les rectifier l'un par l'autre. La plupart des sensations sont donc le résultat de ses réflexions sur les impressions réunies dans ses organes.

C'est ainsi que l'homme passe ses premières années à acquérir l'usage prompt et juste de ses sens : son penchant à observer, qu'il tient de la nature, le met en état de se former lui-même ; et la perfection de ses facultés dépend de son application plus ou moins constante.

Dans le nombre infini d'objets qui s'offrent successivement à lui, son attention se porte essentiellement sur ceux qui l'intéressent par des rapports plus particuliers.

Les observations des effets que la nature opère universellement et constamment sur chaque individu, ne sont pas l'apanage exclusif des philosophes ; l'intérêt universel fait presque de tous les individus autant d'observateurs. Ces observations multipliées, de tous les temps et de tous les lieux, ne nous laissent rien à désirer sur leur réalité.

L'activité de l'esprit humain, jointe à l'ambition de savoir qui n'est jamais satisfaite, cherchant à perfectionner des connaissances précédemment acquises, abandonne l'observation, et y supplée par des spéculations vagues et souvent frivoles ; elle forme et accumule des systèmes qui n'ont que le mérite de leur mystérieuse abstraction ; elle s'éloigne insensiblement de la vérité, au point de la faire perdre de vue, et de lui substituer l'ignorance et la superstition.

Les connaissances humaines, ainsi dénaturées, n'offrent plus rien de la réalité qui les caractérisait dans le principe.

La philosophie a quelquefois fait des efforts pour se dégager des erreurs et des préjugés ; mais, en renversant ces édifices avec trop de chaleur, elle en a recouvert les ruines avec mépris, sans fixer son attention sur ce qu'elles renfermaient de précieux.

Nous voyons chez les différents peuples, les mêmes opinions conservées sous une forme si peu avantageuse et si peu honorable pour l'esprit humain, qu'il n'est pas vraisemblable qu'elles se soient établies sous cette forme.

L'imposture et l'égarement de la raison auraient en vain tenté de concilier les nations, pour leur faire généralement adopter des systèmes aussi évidemment absurdes et ridicules que nous les voyons aujourd'hui; la vérité seule et l'intérêt général ont pu donner à ces opinions leur universalité.

On pourrait donc avancer que, parmi les opinions vulgaires de tous les temps qui n'ont pas leurs principes dans le cœur humain, il en est peu qui, quelque ridicules et même extravagantes qu'elles paraissent, ne puissent être considérées comme le reste d'une vérité primitivement reconnue (1).

Telles sont les réflexions que j'ai faites sur les connaissances en général, et plus particulièrement sur le sort de la doctrine de l'influence des corps célestes sur la planète que nous habitons. Ces réflexions m'ont conduit à rechercher, dans

(1) Il est certain qu'au fond de toutes ces croyances populaires, que les prétendus savants taxent de chimères, il y a des vérités cachées qu'il est bon d'exhumer en les débarrassant des extravagances dont on les a enveloppées. (*Note de M. Ricard.*)

les débris de cette science, avilie par l'ignorance, ce qu'elle pouvait avoir d'utile et de vrai.

D'après mes idées sur cette matière, je donnai à Vienne, en 1766, une dissertation *De l'influence des planètes sur le corps humain*. J'avançais, d'après les principes connus de l'attraction universelle, constatée par les observations qui nous apprennent que les planètes s'affectent mutuellement dans leurs orbites, et que la lune et le soleil causent et dirigent sur notre globe le flux et le reflux dans la mer, ainsi que dans l'atmosphère; j'avançais, dis-je, que ces sphères exercent aussi une action directe sur toutes les parties constitutives des corps animés, particulièrement sur le *système nerveux*, moyennant un fluide qui pénètre tout : je déterminais cette action par L'INTENSION ET LA RÉMISSION (1) des propriétés de la *matière et des corps organisés*, telles que sont la *gravité*, la *cohésion*, l'*élasticité*, l'*irritabilité*, l'*électricité*.

Je soutenais que, de même que les effets alternatifs, à l'égard de la gravité, produisent dans la mer le phénomène sensible que nous appelons flux et reflux, L'INTENSION ET LA RÉMISSION desdites propriétés, étant sujettes à l'action du même principe, occasionnent, dans les corps animés, des effets alternatifs analogues à ceux qu'éprouve la mer. Par ces considérations, j'établissais que le corps animal, étant soumis à la même action,

(1) INTENSION, action de se *tendre*, d'entrer en *tension*; RÉMISSION, *distension* de l'agent dont parle Mesmer. (*Note de M. Ricard.*)

éprouvait aussi une sorte de *flux* et *reflux*. J'appuyais cette théorie de différents exemples de révolutions périodiques. Je nommais la propriété du corps animal qui le rend susceptible de l'action des corps célestes et de la terre MAGNÉTISME ANIMAL ; j'expliquais par ce magnétisme les révolutions périodiques que nous remarquons dans le sexe, et généralement celles que les médecins de tous les temps et de tous les pays ont observées dans les maladies.

Mon objet alors n'était que de fixer l'attention des médecins ; mais loin d'avoir réussi, je m'aperçus bientôt qu'on me taxait de singularité, qu'on me traitait d'homme à système, et qu'on me faisait un crime de ma propension à quitter la route ordinaire de la médecine.

Je n'ai jamais dissimulé ma façon de penser à cet égard, ne pouvant en effet me persuader que nous ayons fait dans l'art de guérir les progrès dont nous nous sommes flattés ; j'ai cru, au contraire, que plus nous avancions dans les connaissances du mécanisme et de l'économie du corps animal, plus nous étions forcés de reconnaître notre insuffisance. La connaissance que nous avons acquise aujourd'hui de la nature et de l'action des nerfs, tout imparfaite qu'elle est, ne nous laisse aucun doute à cet égard. Nous savons qu'ils sont les principaux agents des sensations et du mouvement, sans savoir les rétablir dans l'ordre naturel lorsqu'il est altéré ; c'est un reproche que nous avons à nous faire. L'ignorance des siècles précédents sur ce point en a garanti les médecins. La confiance superstitieuse qu'ils avaient et qu'ils inspiraient dans leurs spécifiques et leurs formules, les rendait despotes et présomptueux.

Je respecte trop la NATURE pour pouvoir me persuader que la conservation individuelle de l'homme ait été réservée au hasard des découvertes, et aux observations vagues qui ont eu lieu dans la succession de plusieurs siècles, pour devenir le domaine de quelques particuliers.

La nature a parfaitement pourvu à tout pour l'existence de l'individu; la génération se fait sans système, comme sans artifice. Comment la conservation serait-elle privée du même avantage? celle des bêtes est une preuve du contraire.

Une aiguille non aimantée, mise en mouvement, ne reprendra que par hasard une direction déterminée; tandis qu'au contraire, celle qui est aimantée ayant reçu la même impulsion, après différentes oscillations proportionnées à l'impulsion et au magnétisme qu'elle a reçus, retrouvera sa première position et s'y fixera. C'est ainsi que l'harmonie des corps organisés, une fois troublée, doit éprouver les incertitudes de ma première supposition, si elle n'est rappelée et déterminée par L'AGENT GÉNÉRAL dont je reconnais l'existence : lui seul peut rétablir cette harmonie dans l'état naturel.

Aussi a-t-on vu, de tous les temps, les maladies s'aggraver et se guérir avec et sans le secours de la médecine, d'après différents systèmes et les méthodes les plus opposées. Ces considérations ne m'ont pas permis de douter qu'il n'existe dans la nature un principe universellement agissant, et qui, indépendamment de nous, opère ce que nous attribuons vaguement à l'art et à la nature (1).

Ces réflexions m'ont insensiblement écarté du chemin frayé. J'ai soumis mes idées à l'expérience pendant douze ans, que j'ai consacrés aux observations les plus exactes sur tous les genres de maladie; et j'ai eu la satisfaction de voir les maximes que j'avais pressenties se vérifier constamment.

Ce fut surtout pendant les années 1773 et 1774, que j'entrepris chez moi le traitement d'une demoiselle, âgée de 29 ans, nommée Œsterline, attaquée depuis plusieurs années d'une maladie convulsive, dont les symptômes les plus fâcheux étaient que le sang se portait avec impétuosité vers la tête, et excitait dans cette partie les plus cruelles douleurs de dents et d'oreilles, lesquelles étaient suivies de délire, fureur, vomissement et syncope. C'était pour moi l'occasion la plus favorable d'observer avec exactitude ce genre de *flux et reflux* que le MAGNÉTISME ANIMAL fait éprouver au corps humain. La malade avait souvent des crises salutaires, et un soulagement remarquable en était la suite; mais ce n'était qu'une jouissance momentanée et toujours imparfaite.

(1) C'est le *vis naturæ medicatrix* d'Hippocrate. Tous les médecins de nos jours conviennent que la plupart des maladies aiguës marchent nécessairement et d'elles-mêmes vers la guérison. (*Note de M. Ricard.*)

Le désir de pénétrer la cause de cette imperfection, et mes observations non interrompues, m'amenèrent successivement au point de reconnaître l'opération de la nature, et de la pénétrer assez pour prévoir et annoncer, sans incertitude, les différentes révolutions de la maladie. Encouragé par ce premier succès, je ne doutai plus de la possibilité de la porter à sa perfection, si je parvenais à découvrir qu'il existât entre les corps qui composent notre globe une action également réciproque et semblable à celle des corps célestes, moyennant laquelle je pourrais imiter artificiellement les révolutions périodiques du flux et reflux dont j'ai parlé.

J'avais sur l'aimant les connaissances ordinaires : son action sur le fer, l'aptitude de nos humeurs à recevoir ce minéral, et les différents essais faits tant en France qu'en Allemagne et en Angleterre, pour les maux d'estomac et douleurs de dents, m'étaient connus. Ces motifs, joints à l'analogie des propriétés de cette matière avec le système général, me la firent considérer comme la plus propre à ce genre d'épreuve. Pour m'assurer du succès de cette expérience, je préparai la malade, dans l'intervalle des accès, par un usage continué des martiaux.

Mes relations de société avec le Père Hell, jésuite, professeur d'astronomie à Vienne, me fournirent ensuite l'occasion de le prier de me faire exécuter par son artiste plusieurs pièces aimantées, d'une forme commode à l'application : il voulut bien s'en charger et me les remettre.

La malade ayant éprouvé, le 28 juillet 1774, un renouvellement de ses accès ordinaires, je lui fis l'application sur l'estomac et aux deux jambes de trois pièces aimantées. Il en résultait, peu de temps après, des sensations extraordinaires; elle éprouvait intérieurement des courants douloureux d'une matière subtile, qui, après différents efforts pour prendre leur direction, se déterminèrent vers la partie inférieure, et firent cesser pendant six heures tous les symptômes de l'accès. L'état de la malade m'ayant mis le lendemain dans le cas de renouveler la même épreuve, j'en obtins les mêmes succès. Mon observation sur ces effets, combinée avec mes idées sur le système général, m'éclaira d'un nouveau jour : en confirmant mes précédentes idées sur l'influence de L'AGENT GÉNÉRAL, elle m'apprit qu'un autre principe faisait agir l'aimant, incapable par lui-même de cette action sur les nerfs, et me fit voir que je n'avais que quelques pas à faire pour arriver à la THÉORIE IMITATIVE qui faisait l'objet de mes recherches.

Quelques jours après, ayant rencontré le Père Hell, je lui appris, par forme de conversation, le meilleur état de la malade, les bons effets de mon procédé, et l'espoir que j'avais, d'après cette opération, de rencontrer bientôt le moyen de guérir les maladies de nerfs.

J'appris, peu de temps après, dans le public et par les journaux, que ce religieux, abusant de sa célébrité en astronomie, et voulant s'approprier une découverte dont il ignorait entièrement la nature et les avantages, s'était permis de publier qu'avec des pièces aimantées, auxquelles il supposait une vertu spécifique dépendante de leur forme, il s'était assuré des moyens de guérir les maladies de nerfs les plus graves. Pour accréditer cette opinion, il avait adressé à plusieurs académies des garnitures composées de pièces aimantées de toutes les formes, en indiquant d'après leur figure, l'analogie qu'elles avaient avec les différentes maladies. Voici comme il s'exprimait : « J'ai découvert, dans ces figures conformes au » *tourbillon magnétique*, une perfection de la- » quelle dépend la vertu spécifique contre les » maladies ; c'est par le défaut de cette perfection, » que les épreuves faites en Angleterre et en » France n'ont eu aucun succès. » Et en affectant de confondre la fabrication des figures aimantées avec la découverte dont je l'avais entretenu, il terminait par dire « qu'il avait tout » communiqué aux médecins, et particulièrement » à moi, dont il continuerait à se servir pour » faire ses épreuves. »

Les écrits réitérés du père Hell sur cette matière transmirent au public, toujours avide d'un spécifique contre les maladies nerveuses, l'opinion mal fondée, savoir, que la découverte en question consistait dans le seul emploi de l'aimant. J'écrivis à mon tour pour détruire cette erreur, en publiant l'existence du MAGNÉTISME ANIMAL, essentiellement distinct de l'*aimant*: mais le public, prévenu par un homme en réputation, resta dans son erreur.

Je continuai mes épreuves sur différentes maladies, afin de généraliser mes connaissances et d'en perfectionner l'application.

Je connaissais particulièrement M. le baron de Stoërck, président de la Faculté de médecine à Vienne, et premier médecin de Sa Majesté. Il était d'ailleurs convenable qu'il fût bien instruit de la nature de ma découverte et de son objet. Je mis en conséquence sous ses yeux les détails circonstanciés de mes opérations, particulièrement sur la communication et les courants de la matière magnétique animale; et je l'invitai à s'en assurer par lui-même, en lui annonçant que mon intention était de lui rendre compte, par la suite, de tous les progrès que je pourrais faire dans cette nouvelle carrière; et que pour lui donner la preuve la plus certaine de mon attachement, je lui communiquerais mes moyens sans aucune réserve.

La timidité naturelle de ce médecin, appuyée sans doute sur des motifs que mon intention n'est pas de pénétrer, le détermina à me répondre qu'il ne voulait rien connaître de ce que je lui annonçais, et qu'il m'invitait à ne pas compromettre la Faculté par la publicité d'une innovation de ce genre.

Les préventions du public et les incertitudes sur la nature de mes moyens me déterminèrent à publier une *Lettre, le* 5 *janvier* 1775, *à un médecin étranger*, dans laquelle je donnais une idée précise de ma théorie, des succès que j'avais obtenus jusqu'alors, et de ceux que j'avais lieu d'espérer. J'annonçais la nature et l'action du MAGNÉ-

TISME ANIMAL, et l'analogie de ses propriétés avec celles de l'*aimant* et de l'*électricité*. J'ajoutais « que tous les corps étaient, ainsi que l'aimant, » susceptibles de la communication de ce prin- » cipe magnétique ; que ce fluide pénétrait tout; » qu'il pouvait être accumulé et concentré, comme » le fluide électrique; qu'il agissait dans l'éloi- » gnement; que les corps animés étaient divisés » en deux classes, dont l'une était susceptible de » ce magnétisme, et l'autre d'une vertu opposée » qui en supprime l'action. » Enfin, je rendais raison des différentes sensations, et j'appuyais ces assertions des expériences qui m'avaient mis en état de les avancer.

Peu de jours avant la publication de cette lettre, j'appris que M. Ingenhousze, membre de l'Académie royale de Londres, et inoculateur de Vienne, qui, en amusant la noblesse et les personnes distinguées par des expériences d'électricité renforcées et par l'agrément avec lequel il variait les effets de l'aimant, avait acquis la réputation d'être physicien ; j'appris, dis-je, que ce particulier entendant parler de mes opérations les traitait de chimère, et allait jusqu'à dire « que le » génie anglais était seul capable d'une telle dé- » couverte, si elle pouvait avoir lieu. » Il se rendit chez moi, non pour se mieux instruire, mais dans l'intention unique de me persuader que je m'exposais à donner dans l'erreur, et que je devais supprimer toute publicité, pour éviter le ridicule qui en serait la suite.

Je lui répondis qu'il n'avait pas assez de lumières pour me donner ce conseil; et qu'au surplus, je me ferais un plaisir de le convaincre à la première occasion. Elle se présenta deux jours après. La demoiselle Œsterline éprouva une frayeur et un refroidissement, qui lui occasionnèrent une suppression subite (1) ; elle retomba dans ses premières convulsions. J'invitai M. Ingenhousze à se rendre chez moi. Il y vint accompagné d'un jeune médecin. La malade était alors en syncope avec des convulsions. Je le prévins que c'était l'occasion la plus favorable pour se convaincre par lui-même de l'existence du principe que j'annonçais, et de la propriété qu'il avait de se communiquer. Je le fis approcher de la malade, dont je m'éloignai, en lui disant de la toucher. Elle ne fit aucun mouvement. Je le rappelai près de moi, et lui communiquai le magnétisme animal en le prenant par les mains : je le fis ensuite rapprocher de la malade, me tenant toujours éloigné, et lui dis de la toucher une seconde fois; il en résulta des mouvements convulsifs. Je lui fis répéter plusieurs fois cet attouchement, qu'il faisait du bout du doigt, dont il variait chaque fois la direction; et toujours, à son grand étonnement, il opérait un effet convulsif dans la partie qu'il touchait. Cette opération terminée, il me dit qu'il était convaincu. Je lui proposai une seconde épreuve. Nous nous éloignâmes de la malade, de manière à n'en être pas aperçus, quand même elle aurait eu sa connais-

(1) Des menstrues. (*Note de M. Ricard.*)

sance. J'offris à M. Ingenhousze six tasses de porcelaine, et le priai de m'indiquer celle à laquelle il voulait que je communiquasse la vertu magnétique. Je la touchai d'après son choix : je fis ensuite appliquer successivement les six tasses sur la main de la malade; lorsqu'on parvint à celle que j'avais touchée, la main fit un mouvement et donna des marques de douleur. M. Ingenhousze ayant fait repasser les six tasses, obtint le même effet.

Je fis alors rapporter ces tasses dans le lieu où elles avaient été prises; et après un certain intervalle, lui tenant une main, je lui dis de toucher avec l'autre celle de ces tasses qu'il voudrait; ce qu'il fit : ces tasses rapprochées de la malade, comme précédemment, il en résulta le même effet.

La communicabilité du principe étant bien établie aux yeux de M. Ingenhousze, je lui proposai une troisième expérience, pour lui faire connaître son action dans l'éloignement, et sa vertu pénétrante. Je dirigeai mon doigt vers la malade à la distance de huit pas : un instant après, son corps fut en convulsion, au point de la soulever sur son lit avec les apparences de la douleur. Je continuai, dans la même position, à diriger mon doigt vers la malade, en plaçant M. Ingenhousze entre elle et moi; elle éprouva les mêmes sensations. Ces épreuves répétées au gré de M. Ingenhousze, je lui demandai s'il en était satisfait, et s'il était convaincu des propriétés merveilleuses que je lui avais annoncées; lui offrant, dans le cas contraire, de répéter mes procédés. Sa réponse fut qu'il n'avait plus rien à désirer et qu'il était convaincu; mais qu'il m'invitait, par l'attachement qu'il avait pour moi, à ne rien communiquer au public sur cette matière, afin de ne pas m'exposer à son incrédulité. Nous nous séparâmes. Je me rapprochai de la malade pour continuer mon traitement; il eut le plus heureux succès. Je parvins le même jour à rétablir le cours ordinaire de la nature, et à faire cesser par là tous les accidents qu'avait occasionnés la suppression.

Deux jours après, j'appris avec étonnement que M. Ingenhousze tenait dans le public des propos tout opposés à ceux qu'il avait tenus chez moi; qu'il démentait le succès des différentes expériences dont il avait été témoin; qu'il affectait de confondre le MAGNÉTISME ANIMAL avec l'*aimant;* et qu'il cherchait à ternir ma réputation, en répandant qu'*avec le secours de plusieurs pièces aimantées, dont il s'était pourvu, il était parvenu à me démasquer, et à connaître que ce n'était qu'une supercherie ridicule et concertée.*

J'avouerai que de tels propos me parurent d'abord incroyables, et qu'il m'en coûta d'être forcé d'en regarder M. Ingenhousze comme l'auteur; mais son association avec le jésuite Hell, les écrits inconséquents de ce dernier pour appuyer d'aussi odieuses imputations et détruire l'effet de ma lettre du 5 janvier, ne me permirent plus de douter que M. Ingenhousze ne fût coupable. Je réfutai le père Hell, et me disposais à former une plainte, lorsque la demoiselle Œsterline, instruite des procédés de M. Ingenhousze, fut tellement blessée de se voir ainsi compromise, qu'elle retomba encore dans ses premiers accidents, aggravés d'une fièvre nerveuse. Son état fixa toute mon attention pendant quinze jours. C'est dans cette circonstance qu'en continuant mes recherches, je fus assez heureux pour surmonter les difficultés qui s'opposaient à ma marche, et pour donner à ma théorie la perfection que je désirais. La guérison de cette demoiselle en fut le premier fruit; et j'ai eu la satisfaction de la voir, depuis cette époque, jouir d'une bonne santé, se marier, et avoir des enfants.

Ce fut pendant ces quinze jours que, déterminé à justifier ma conduite, et à donner au public une juste idée de mes moyens, en dévoilant la conduite de M. Ingenhousze, j'en instruisis M. de Stoërck, et lui demandai de prendre les ordres de la Cour, pour qu'une commission de la Faculté fût chargée des faits, de les constater et de les rendre publics. Ma démarche parut être agréable à ce premier médecin; il eut l'air de partager ma façon de penser, et il me promit d'agir en conséquence, en m'observant toutefois qu'il ne pouvait pas être de la commission. Je lui proposai plusieurs fois de venir voir la demoiselle Œsterline, et de s'assurer par lui-même du succès de mon traitement. Ses réponses, sur cet article, furent toujours vagues et incertaines. Je lui exposai combien il serait avantageux à l'humanité d'établir dans la suite ma méthode dans les hôpitaux; et je lui demandai d'en démontrer dans ce moment l'utilité dans celui des Espagnols: il y acquiesça, et donna l'ordre nécessaire à M. Reinlein, médecin de cette maison. Ce dernier fut témoin pendant huit jours des effets et de l'utilité de mes visites ; il m'en témoigna plusieurs fois son étonnement, et en rendit compte à M. de Stoërck. Mais je m'aperçus bientôt qu'on avait donné de nouvelles impressions à ce premier médecin : je le voyais presque tous les jours, pour insister sur la demande d'une commission, et lui rappeler les choses intéressantes dont je l'avais entretenu ; je ne voyais plus de sa part qu'indifférence, froideur et éloignement pour tout ce qui avait quelque relation avec cette matière. N'en pouvant rien obtenir, M. Reinlein ayant cessé de me rendre compte, étant d'ailleurs instruit que ce changement de conduite était le fruit des démarches de M. Ingenhousze, je sentis mon insuffisance pour arrêter les progrès de l'intrigue, et je me condamnai au silence.

M. Ingenhousze, enhardi par le succès de ses démarches, acquit de nouvelles forces ; il se fit un mérite de son incrédulité, et parvint en peu de temps à faire taxer d'esprit faible quiconque suspendait son jugement, ou n'était pas de son avis. Il est aisé de comprendre qu'il n'en fallait pas davantage pour éloigner la multitude, et me faire regarder au moins comme un visionnaire, d'autant que l'indifférence de la Faculté semblait appuyer cette opinion. Ce qui me parut bien étrange, fut de la voir accueillir, l'année suivante, par M. Klinkosch, professeur de médecine à Prague, qui, sans me connaître et sans avoir aucune idée de l'état de la question, eut la faiblesse, pour ne rien dire de plus, d'appuyer dans des écrits publics (1) le singulier détail des impostures que M. Ingenhousze avait avancées sur mon compte.

Quoi qu'il en fût alors de l'opinion publique, je crus que la vérité ne pouvait être mieux appuyée que par des faits. J'entrepris le traitement de différentes maladies, telles, entre autres, qu'une hémiplégie, suite d'une apoplexie; des suppressions, des vomissements de sang, des coliques fréquentes et un sommeil convulsif dès l'enfance, avec un crachement de sang et ophthalmies habituelles. M. Bauer, professeur de mathématiques à Vienne, d'un mérite distingué, était attaqué de cette dernière maladie. Mes travaux furent suivis du plus heureux succès; et M. Bauer eut l'honnêteté de donner lui-même au public une relation détaillée de sa guérison ; mais la prévention avait pris le dessus. J'eus cependant la satisfaction d'être assez bien connu d'un grand ministre, d'un conseiller aulique, amis de l'humanité, qui avaient souvent reconnu la vérité par eux-mêmes, pour la leur voir soutenir et protéger : ils firent même plusieurs tentatives pour écarter les ténèbres dont on cherchait à l'obscurcir ; mais on les éloigna constamment, en leur opposant

(1) *Lettre sur le magnétisme animal et l'Électrophore*, adressée à *M. le comte de Kinszky*. Elle a été insérée dans les *Actes des Savants de Bohême*, de l'année 1776, tome II. Elle fut aussi imprimée séparément, et répandue à Vienne l'année suivante. (*Note de Mesmer.*)

que l'avis des médecins était seul capable de déterminer. Leur bonne volonté se réduisit ainsi à m'offrir de donner à mes écrits la publicité qui me serait nécessaire dans les pays étrangers.

Ce fut par cette voie que ma lettre explicative du 5 janvier 1775 fut communiquée à la plupart des Académies des sciences, et à quelques savants. La seule Académie de Berlin fit, le 24 mars de cette année, une réponse écrite, par laquelle, en confondant les propriétés du magnétisme animal que j'annonçais, avec celles de l'aimant dont je ne parlais que comme conducteur, elle tombait dans différentes erreurs ; et son avis était que j'étais dans l'illusion.

Cette Académie n'a pas seule donné dans l'erreur de confondre le MAGNÉTISME ANIMAL avec le *minéral*, quoique j'aie toujours persisté dans mes écrits à établir que l'usage de l'aimant, quoique utile, était toujours imparfait sans le secours de la théorie du magnétisme animal. Les physiciens et médecins avec lesquels j'ai été en correspondance, ou qui ont cherché à me pénétrer, pour usurper cette découverte, ont prétendu et affecté de répandre, les uns que l'aimant était le seul agent que j'employasse, les autres, que j'y joignais l'électricité, et cela, parce qu'on savait que j'avais fait usage de ces deux moyens. La plupart d'entre eux ont été détrompés par leur propre expérience; mais au lieu de reconnaître la vérité que j'annonçais, ils ont conclu, de ce qu'ils n'obtenaient pas de succès par l'usage de ces deux agents, que les guérisons annoncées de ma part étaient supposées, et que ma théorie était illusoire (1). Le désir d'écarter pour jamais de semblables erreurs, et de mettre la vérité dans son jour, m'a déterminé à ne plus faire aucun usage de l'électricité ni de l'aimant depuis 1779.

Le peu d'accueil fait à ma découverte, et la faible espérance qu'elle m'offrait pour l'avenir, me déterminèrent à ne plus rien entreprendre de public à Vienne, et à faire un voyage en Souabe et en Suisse, pour ajouter à mon expérience, et me mener à la vérité par des faits. J'eus effectivement la satisfaction d'obtenir plusieurs guérisons frappantes en Souabe, et d'opérer dans les hôpitaux, sous les yeux des médecins de Berne et de Zurich, des effets qui, en ne leur laissant aucun doute sur l'existence du MAGNÉTISME ANIMAL, et sur l'utilité de ma théorie, dissipèrent l'erreur dans laquelle mes contradicteurs les avaient déjà jetés.

Ce fut de l'année 1774 à celle de 1775, qu'un ecclésiastique homme de bonne foi, mais d'un zèle excessif, opéra dans le diocèse de Ratisbonne, sur différents malades du genre nerveux, des effets qui parurent surnaturels aux yeux des hommes les moins prévenus et les plus éclairés de cette contrée. Sa réputation s'étendit jusqu'à Vienne, où la société était divisée en deux partis : l'un traitait ces effets d'impostures

(1) C'est ce qui arrive encore aujourd'hui : une foule de personnes, ignorant complétement la science magnétique, se livrent a des essais insensés qui ne peuvent réussir, et infèrent de leur ignorance propre, que d'autres ne sauraient non plus rien produire. (*Note de M. Ricard.*)

et de supercherie; tandis que l'autre les regardait comme des merveilles opérées par la puissance divine. L'un et l'autre cependant étaient dans l'erreur; et mon expérience m'avait appris dès lors que cet homme n'était en cela que l'instrument de la nature. Ce n'était que parce que sa profession, secondée du hasard, déterminait près de lui certaines combinaisons naturelles, qu'il renouvelait les symptômes périodiques des maladies sans en connaître la cause. La fin de ces paroxysmes était regardée comme des guérisons réelles : le temps seul put désabuser le public.

Me retirant à Vienne sur la fin de l'année 1775, je passai par Munich, où son Altesse l'électeur de Bavière voulut bien me consulter sur cette matière, et me demander si je pouvais lui expliquer ces prétendues merveilles. Je fis sous ses yeux des expériences qui écartèrent les préjugés de sa personne, en ne lui laissant aucun doute sur la vérité que j'annonce. Ce fut peu de temps après que l'Académie des sciences de cette capitale me fit l'honneur de m'admettre au rang de ses membres.

Je fis, en l'année 1776, un second voyage en Bavière; j'y obtins les mêmes succès dans les maladies de différents genres. J'opérai particulièrement la guérison d'une goutte sereine imparfaite, avec paralysie des membres, dont était attaqué M. d'Osterwald, directeur de l'Académie des sciences de Munich; il a eu l'honnêteté d'en rendre compte au public, ainsi que des autres effets dont il avait été témoin (1). De retour à Vienne, je per-

(1) On a publié, au commencement de 1778, un *Recueil des*

sistai jusqu'à la fin de la même année à ne plus rien entreprendre; et je n'aurais pas changé de résolution, si mes amis ne s'étaient réunis pour la combattre : leurs instances, jointes au désir que j'avais de faire triompher la vérité, me firent concevoir l'espérance d'y parvenir par de nouveaux succès, et surtout par quelque guérison éclatante. J'entrepris dans cette vue, entre autres malades, la demoiselle Paradis, âgée de 18 ans, née de parents connus : particulièrement connue elle-même de Sa Majesté l'impératrice-reine, elle recevait de sa bienfaisance une pension dont elle jouissait, comme absolument aveugle, depuis l'âge de 4 ans. C'était une goutte sereine parfaite, avec des convulsions dans les yeux. Elle était de plus attaquée d'une mélancolie, accompagnée d'obstructions à la rate et au foie, qui la jetaient souvent dans des accès de délire et de fureur, propres à persuader qu'elle était d'une folie consommée.

J'entrepris encore la nommée Zwelferine, âgée de 19 ans, étant aveugle dès l'âge de deux ans d'une goutte sereine, accompagnée d'une taie rideuse et très épaisse, avec atrophie du globe; elle était de plus attaquée d'un crachement de sang périodique. J'avais pris cette fille dans la maison des Orphelins à Vienne; son aveuglement était attesté par les administrateurs.

J'entrepris, dans le même temps, la demoiselle

cures opérées par le magnétisme, *imprimé à Leipsic*. Ce Recueil informe, dont j'ignore l'auteur, n'a que le mérite d'avoir réuni fidèlement, et sans partialité, les relations et les écrits pour et contre mon système. (*Note de Mesmer.*)

Ossine, âgée de 18 ans, pensionnée de Sa Majesté comme fille d'un officier de ses armées. Sa maladie consistait dans une phthisie purulente et une mélancolie atrabilaire, accompagnée de convulsions, fureur, vomissements, crachements de sang, et syncopes. Ces trois malades étaient, ainsi que d'autres, logées dans ma maison, pour pouvoir suivre mon traitement sans interruption. J'ai été assez heureux pour pouvoir les guérir toutes les trois.

Le père et la mère de la demoiselle Paradis, témoins de sa guérison, et des progrès qu'elle faisait dans l'usage de ses yeux, s'empressèrent de répandre cet événement et leur satisfaction. On accourait en foule chez moi pour s'en assurer; et chacun, après avoir mis la malade à un genre d'épreuve, se retirait dans l'admiration en me disant les choses les plus flatteuses.

Les deux présidents de la Faculté, à la tête d'une députation de leur corps, déterminés par les instances répétées de M. Paradis, se rendirent chez moi; et après avoir examiné cette demoiselle, ils joignirent hautement leur témoignage à celui du public. M. de Stoërck, l'un de ces messieurs, qui connaissait particulièrement cette jeune personne, l'ayant traitée pendant dix ans sans aucun succès, m'exprima sa satisfaction d'une cure aussi intéressante, et ses regrets d'avoir autant différé à favoriser, par son aveu, l'importance de cette découverte. Plusieurs médecins, chacun en particulier, suivirent l'exemple de nos chefs, et rendirent le même hommage à la vérité.

D'après des démarches aussi authentiques,

M. Paradis crut devoir exprimer sa reconnaissance en la transmettant, par ses écrits, à toute l'Europe. C'est lui qui, dans le temps, a consacré dans les feuilles publiques les détails (1) intéressants de la guérison de sa fille.

Du nombre des médecins qui étaient venus chez moi satisfaire leur curiosité, était M. Barth,

(1) Voici, pour la satisfaction du lecteur, le précis historique de cette cure singulière; il a été fidèlement extrait de la relation écrite en langue allemande, par le père lui-même. C'est lui qui me l'a remise au mois de mars de l'année 1777, pour la rendre publique; elle est actuellement sous mes yeux

Marie-Thérèse Paradis, fille unique de M. Paradis, secrétaire de LL. MM. II. et RR., est née a Vienne le 15 mai 1759: elle avait les yeux bien organisés.

Le 9 décembre 1762, on s'aperçut à son réveil qu'elle n'y voyait plus; ses parents furent d'autant plus surpris et affligés de cet accident subit, que, depuis sa naissance, rien n'avait annoncé de l'altération dans cet organe.

On reconnut que c'etait une goutte sereine parfaite, dont la cause pouvait être une humeur répercutée, ou une frayeur dont cet enfant avait eté frappe la même nuit, par un bruit qui se fit a la porte de sa chambre.

Les parents desolés employerent d'abord les moyens qui furent jugés les plus propres a remédier a cet accident, tels que les vésicatoires, les sangsues et les cautères.

Le premier de ces moyens fut même porte fort loin, puisque pendant plus de deux mois sa tête fut couverte d'un emplâtre, qui entretenait une suppuration continuelle On y joignit pendant plusieurs années les purgatifs et apéritifs, l'usage de la plante pulsatille et de la racine valériane. Ces différents moyens n'eurent aucun succès; son état même était aggravé de convulsions dans les yeux et les paupières, qui, en se portant vers le cerveau, donnaient lieu à des transports qui faisaient craindre l'aliénation d'esprit Ses yeux devinrent saillants, et ils étaient tellement déplacés, qu'on n'apercevait le plus souvent que le blanc; ce qui, joint à la convulsion, rendait son aspect désagréable et pénible à supporter. On eut recours, l'année dernière, a l'électricité, qui lui a été administrée sur les yeux, professeur d'anatomie des maladies des yeux, et opérant de la cataracte; il avait même reconnu deux fois que la demoiselle Paradis jouissait de la faculté de voir. Cet homme, emporté par l'envie, osa répandre dans le public que cette demoiselle ne voyait pas, et qu'il s'en était assuré par lui-

par plus de trois mille secousses; elle en éprouvait jusqu'à cent par séance. Ce dernier moyen lui a été funeste, et il a tellement ajouté à son irritabilité et à ses convulsions, qu'on n'a pu la préserver d'accident que par des saignées réitérées.

M. le baron de Wenzel, dans son dernier séjour à Vienne, fut chargé de la part de S. M. de l'examiner et de lui donner des secours, s'il était possible; il dit, après cet examen, qu'il la croyait incurable.

Malgré cet état et les douleurs qui l'accompagnaient, ses parents ne négligèrent rien pour son éducation et la distraire de ses souffrances: elle avait fait de grands progrès dans la musique; et son talent sur l'orgue et le clavecin lui procura l'heureux avantage d'être connue de l'impératrice-reine. Sa Majesté, touchée de son malheureux état, a bien voulu lui accorder une pension.

Le docteur Mesmer, médecin, connu depuis quelques années par la découverte du magnétisme animal, et qui avait été témoin des premiers traitements qui lui avaient été faits dans son enfance, observait depuis quelque temps cette malade avec une attention particulière, toutes les fois qu'il avait occasion de la rencontrer; il s'informait des circonstances qui avaient accompagné cette maladie, et des moyens dont on s'était servi pour la traiter jusqu'alors. Ce qu'il jugeait le plus contraire, et qui paraissait l'inquiéter, fut la manière dont on avait fait usage de l'électricité.

Nonobstant le degré où cette maladie était parvenue, il fit espérer à la famille qu'il ferait reprendre aux yeux leur position naturelle, en apaisant les convulsions et calmant les douleurs; et quoiqu'on ait su par la suite qu'il avait dès lors conçu l'espérance de lui rendre la faculté de voir, il ne la témoigna point aux parents, auxquels une expérience malheureuse et des contrariétés soutenues avaient fait former la résolution de ne plus faire aucune tentative pour une guérison qu'ils regardaient comme impossible.

même; il appuyait cette assertion, de ce qu'elle ignorait ou confondait le nom des objets qui lui étaient présentés. On lui répondait de toute part qu'il confondait en cela l'incapacité nécessaire des aveugles de naissance ou du premier âge, avec les connaissances acquises des aveugles opérés de la

M. Mesmer a commencé son traitement le 20 janvier dernier: ses premiers effets ont été de la chaleur et de la rougeur à la tête; elle avait ensuite du tremblement aux jambes et aux bras; elle éprouvait à la nuque un léger tiraillement, qui portait sa tête en arrière, et qui, en augmentant successivement, ajoutait à l'ébranlement convulsif des yeux.

Le second jour du traitement, M. Mesmer produisit un effet qui surprit beaucoup les personnes qui en furent temoins : étant assis à côté de la malade, il dirigeait sa canne vers sa figure représentée par une glace, et en même temps qu'il agitait cette canne, la tête de la malade en suivait les mouvements; cette sensation était si forte, qu'elle annonçait elle-même les différentes variations du mouvement de la canne. On s'aperçut bientôt que l'agitation des yeux s'augmentait et diminuait alternativement, d'une maniere trés sensible; leurs mouvements multipliés en dehors et en dedans étaient quelquefois suivis d'une entière tranquillité; elle fut absolue dés le quatrieme jour, et les yeux prirent leur situation naturelle: ce qui donna lieu de remarquer que le gauche était plus petit que le droit; mais en continuant le traitement, ils s'égalisèrent parfaitement.

Le tremblement des membres cessa peu de jours aprés; mais elle éprouvait à l'occiput une douleur qui pénétrait la tête, et augmentait en s'insinuant en avant : lorsqu'elle parvint a la partie où s'unissent les nerfs optiques, il lui sembla pendant deux jours que sa tête se divisait en deux parties. Cette douleur suivit les nerfs optiques, en se divisant comme eux; elle la définissait comme des piqûres de pointes d'aiguilles, qui, en s'avançant successivement vers les globes, parvinrent à les pénétrer et à s'y multiplier en se répandant dans la rétine. Ces sensations étaient souvent accompagnées de secousses.

L'odorat de la malade était altéré depuis plusieurs années, et la sécrétion du mucus ne se faisait pas. Son traitement lui fit éprouver un gonflement intérieur du nez et des parties voisines, cataracte. Comment, lui disait-on, un homme de votre profession peut-il produire une erreur aussi grossière? Mais son impudence répondait à tout par l'affirmative du contraire. Le public avait beau lui répéter que mille témoins déposaient en faveur de la guérison; lui seul, soutenant la néga-

qui se détermina dans huit jours, par une évacuation copieuse d'une matière verte et visqueuse; elle eut en même temps une diarrhée d'une abondance extraordinaire; les douleurs des yeux s'augmentèrent, et elle se plaignit de vertiges. M. Mesmer jugea qu'ils étaient l'effet des premières impressions de la lumière; il fit alors demeurer la malade chez lui, afin de s'assurer des précautions nécessaires.

La sensibilité de cet organe devint telle, qu'après avoir couvert ses yeux d'un triple bandeau, il fut encore forcé de la tenir dans une chambre obscure, d'autant que la moindre impression de la lumière, sur toutes les parties du corps indifféremment, l'agitait au point de la faire tomber. La douleur qu'elle éprouvait dans les yeux changea successivement de nature; elle était d'abord générale et cuisante, ce fut ensuite une vive démangeaison, qui se termina par une sensation semblable à celle que produirait un pinceau légèrement promené sur la rétine.

Ces effets progressifs donnèrent lieu à M. Mesmer de penser que la cure était assez avancée pour donner à la malade une première idée de la lumière et de ses modifications. Il lui ôta le bandeau, en la laissant dans la chambre obscure, et l'invita à faire attention à ce qu'éprouvaient ses yeux devant lesquels il plaçait alternativement des objets blancs et noirs; elle expliquait la sensation que lui occasionnaient les premiers, comme si on lui insinuait dans le globe des pointes subtiles, dont l'effet douloureux prenait la direction du cerveau: cette douleur et les différentes sensations qui l'accompagnaient, augmentaient et diminuaient en raison du degré de blancheur des objets qui étaient présentés; et M. Mesmer les faisait cesser tout-à-fait, en leur substituant des noirs.

Par ces effets successifs et opposés, il fit connaître à la malade que la cause de ces sensations était externe, et qu'elles différaient en cela de celles qu'elle avait eues jusqu'alors; il parvint ainsi à lui faire concevoir la différence de la lumière et de sa tive, s'associait ainsi à M. Ingenhousze, inoculateur dont j'ai parlé.

Ces deux personnages, traités d'abord comme extravagants par les personnes honnêtes et sensées, parvinrent à former une cabale pour enlever la demoiselle Paradis à mes soins, dans l'état d'imperfection où étaient encore ses yeux, d'empêcher qu'elle fût présentée à Sa Majesté,

privation, ainsi que de leur gradation. Pour continuer son instruction, M. Mesmer lui présenta les différentes couleurs; elle observait alors que la lumière s'insinuait plus doucement, et lui laissait quelque impression : elle les distingua bientôt en les comparant, mais sans pouvoir retenir leurs noms, quoiqu'elle eût une mémoire très heureuse. A l'aspect du noir, elle disait tristement qu'elle ne voyait plus rien, et que cela lui rappelait sa cécité.

Dans les premiers jours, l'impression d'un objet sur la rétine durait une minute après l'avoir regardé; en sorte que pour en distinguer un autre, et ne le pas confondre avec le premier, elle était forcée de couvrir ses yeux pendant que durait sa première impression.

Elle distinguait dans une obscurité où les autres personnes voyaient difficilement; mais elle perdit successivement cette faculté, lorsque ses yeux purent admettre plus de lumière.

Les muscles moteurs de ses yeux ne lui ayant point servi jusque là, il a fallu lui en apprendre l'usage pour diriger les mouvements de cet organe, chercher les objets, les voir, les fixer directement, et indiquer leur situation. Cette instruction, dont on ne peut rendre les difficultés multipliées, était d'autant plus pénible, qu'elle était souvent interrompue par des accès de mélancolie, qui étaient une suite de sa maladie.

Le 9 février, M. Mesmer essaya, pour la première fois, de lui faire voir des figures et des mouvements; il se présenta lui-même devant elle dans la chambre obscure. Elle fut effrayée en voyant la figure humaine : le nez lui parut ridicule, et pendant plusieurs jours elle ne pouvait le regarder sans éclater de rire. Elle demanda à voir un chien qu'elle caressait souvent; l'aspect de cet animal lui parut plus agréable que celui de l'homme. Ne sachant pas le nom des figures, elle en désignait exactement la forme avec le doigt. Un point d'instruccomme elle devait l'être, et d'accréditer ainsi sans retour l'imposture avancée. On entreprit à cet effet d'échauffer M. Paradis, par la crainte de voir supprimer la pension de sa fille, et plusieurs autres avantages qui lui étaient annoncés. En conséquence, il réclama sa fille. Celle-ci, de concert avec sa mère, lui témoigna sa répugnance,

tion des plus difficiles, a été de lui apprendre a toucher ce qu'elle voyait et à combiner ces deux facultés. N'ayant aucune idée de la distance, tout lui semblait à sa portée, quel qu'en fût l'éloignement, et les objets lui paraissaient s'agrandir à mesure qu'elle s'en approchait.

L'exercice continuel qu'elle était obligée de faire pour combattre sa maladresse, et le grand nombre de choses qu'elle avait à apprendre, la chagrinait quelquefois au point de lui faire regretter son état précédent; d'autant que, lorsqu'elle était aveugle, on admirait son adresse et son intelligence. Mais sa gaieté naturelle lui faisait prendre le dessus, et les soins continués de M. Mesmer lui faisaient faire de nouveaux progres. Elle est insensiblement parvenue à soutenir le grand jour, et à distinguer parfaitement les objets a toute distance; rien ne lui échappait, même dans les figures peintes en miniature, dont elle contrefaisait les traits et l'attitude. Elle avait même le talent singulier de juger, avec une exactitude surprenante, le caractère des personnes qu'elle voyait, par leur physionomie. La première fois qu'elle a vu le ciel étoilé, elle a témoigné de l'étonnement et de l'admiration; et depuis ce moment, tous les objets qui lui sont présentés, comme beaux et agréables, lui paraissent très inférieurs à l'aspect des étoiles, pour lesquelles elle témoigne une préférence et un empressement décidés.

Le grand nombre de personnes de tous les etats qui venaient la voir, a fait craindre a M. Mesmer qu'elle n'en fût excessivement fatiguée, et sa prudence l'a engagé à prendre des précautions a cet égard. Ses contradicteurs s'en sont prévalus, ainsi que de la maladresse et de l'incapacité de la jeune personne, pour attaquer la réalité de sa guerison; mais M. Mesmer assure que l'organe est dans sa perfection, et qu'elle en facilitera l'usage en l'exerçant avec application et persévérance. (*Note de Mesmer.*)

et la crainte que sa guérison ne fût imparfaite. On insista; et cette contrariété, en renouvelant ses convulsions, lui occasionna une rechute fâcheuse. Elle n'eut cependant point de suite relativement à ses yeux; elle continua à en perfectionner l'usage. Le père la voyant mieux, et toujours animé par la cabale, renouvela ses démarches; il redemanda sa fille avec chaleur, et força sa femme à l'exiger. La fille résista, par les mêmes motifs que précédemment. La mère, qui jusqu'alors les avait appuyés, et m'avait prié d'excuser les extravagances de son mari, vint m'annoncer, le 29 avril, qu'elle entendait dès l'instant retirer sa fille. Je lui répondis qu'elle en était la maîtresse; mais que s'il en résultait de nouveaux accidents, elle devait renoncer à mes soins. Ce propos fut entendu de sa fille; il émut sa sensibilité, et elle retomba dans un état de convulsion. Elle fut secourue par M. le comte de Pellegrini, l'un de mes malades. La mère, qui entendit ses cris, me quitta brusquement, arracha sa fille avec fureur des mains de la personne qui la secourait, en disant : Malheureuse, tu es aussi d'intelligence avec les gens de cette maison ! et la jeta avec rage la tête contre la muraille. Tous les accidents de cette infortunée se renouvelèrent. J'accourus vers elle pour la secourir; la mère, toujours en fureur, se jeta sur moi pour m'en empêcher, en m'accablant d'injures. Je l'éloignai par la médiation de quelques personnes de ma famille, et je me rapprochai de sa fille pour lui donner mes soins. Pendant qu'elle m'occupait, j'entendis de nouveaux cris de fureur, et des efforts répétés pour ouvrir et fermer alternativement la porte de la pièce où j'étais. C'était le sieur Paradis, qui, averti par un domestique de sa femme, s'était introduit chez moi l'épée à la main, et voulait entrer dans cet appartement, tandis que mon domestique cherchait à l'éloigner en assurant ma porte. On parvint à désarmer ce furieux, et il sortit de ma maison, après avoir vomi mille imprécations contre moi et ma famille. Sa femme, d'un autre côté, était tombée en faiblesse; je lui fis donner les secours dont elle avait besoin, et elle se retira quelques heures après; mais leur malheureuse fille éprouvait des vomissements, des convulsions et des fureurs, que le moindre bruit, et surtout le son des cloches, renouvelait avec excès. Elle était même retombée dans son premier aveuglement, par la violence du coup que sa mère lui avait occasionné, ce qui me donnait lieu de craindre pour l'état du cerveau.

Tels furent, pour elle et pour moi, les funestes effets de cette affligeante scène. Il m'eût été facile d'en faire constater juridiquement les excès, par le témoignage de M. le comte de Pellegrini, et celui de huit personnes qui étaient chez moi, sans parler d'autant de voisins qui étaient en état de déposer la vérité; mais, uniquement occupé de sauver, s'il était possible, la demoiselle Paradis, je négligeai tous les moyens que m'offrait la justice. Mes amis se réunirent en vain pour me faire entrevoir l'ingratitude démontrée de cette famille, et les suites infructueuses de mes travaux; j'insistai dans ma première résolution, et j'aurais à m'en féliciter, si j'avais pu vaincre, par des bienfaits, les ennemis de la vérité et de mon repos.

J'appris le lendemain que le sieur Paradis, cherchant à couvrir ses excès, répandait dans le public les imputations les plus atroces sur mon compte, et toujours dans la vue de retirer sa fille, et de prouver, par son état, le danger de mes moyens. Je reçus, en effet, par M. Ost, médecin de la Cour, un *ordre* par écrit de M. de Stoërck, en sa qualité de premier médecin, *daté de Schoenbrunn, le 2 mai 1777*, qui m'enjoignait de *finir cette supercherie* (c'était son expression), « et de » rendre la demoiselle Paradis à sa famille, si je » pensais qu'elle pût l'être sans danger. »

Qui aurait pu croire que M. de Stoërck, qui était bien instruit, par le même médecin, de tout ce qui s'était passé chez moi, et qui, depuis sa première visite, était venu deux fois se convaincre par lui-même des progrès de la malade, et de l'utilité de mes moyens, se fût permis d'employer à mon égard l'expression de l'offense et du mépris? J'avais lieu de penser, au contraire, qu'essentiellement placé pour reconnaître une vérité de ce genre, il en serait le défenseur. J'ose même dire que, comme président de la Faculté, plus encore, comme dépositaire de la confiance de Sa Majesté, c'était le premier de ses devoirs de protéger, dans cette circonstance, un membre de la Faculté qu'il savait être sans reproche, et qu'il avait cent fois assuré de son attachement et de son estime. Je répondis, au surplus, à cet ordre peu réfléchi, que la malade était hors d'état d'être transportée sans être exposée à périr.

Le danger de la mort auquel était exposée mademoiselle Paradis en imposa sans doute à son père, et lui fit faire quelques réflexions. Il employa près de moi la médiation de deux personnes recommandables, pour m'engager à donner encore mes soins à sa fille. Je lui fis dire que ce serait à la condition que ni lui ni sa femme ne paraîtraient plus dans ma maison. Mon traitement, en effet, surpassa mes espérances, et neuf jours suffirent pour calmer entièrement les convulsions et faire cesser les accidents; mais l'aveuglement était le même.

Quinze jours de traitement le firent cesser, et rétablirent l'organe dans l'état où il était avant l'accident. J'y joignis encore quinze jours d'instruction, pour perfectionner et raffermir sa santé. Le public vint alors s'assurer de son rétablissement, et chacun en particulier me donna, même par écrit, de nouveaux témoignages de sa satisfaction. Le sieur Paradis, assuré du bon état de sa fille par M. Ost, qui, à sa réquisition, et de mon consentement, suivait les progrès du traitement, écrivit une lettre à ma femme, où il la remerciait de ses soins maternels. Il m'adressa aussi le même remerciement, en me priant d'agréer ses excuses sur le passé, et sa reconnaissance pour l'avenir; il terminait en me priant de lui renvoyer sa fille, pour lui faire respirer l'air de la campagne, où il allait se rendre; que de là il la renverrait chez moi, toutes les fois que je le jugerais nécessaire pour continuer son instruction, et qu'il espérait que je voudrais bien lui accorder mes soins. Je le crus de bonne foi, et lui renvoyai sa fille le 8 du mois de juin. J'appris dès le lendemain que sa famille affectait de répandre qu'elle était toujours aveugle et convulsive, et la présentait comme telle, en la forçant d'imiter les convulsions et l'aveuglement. Cette nouvelle éprouva 'abor d quelques contradictions de la part des personnes qui s'étaient assurées du contraire; mais elle fut soutenue et accréditée par la cabale obscure dont le sieur Paradis était l'instrument, sans qu'il me fût possible d'en arrêter les progrès par les témoi gnages les plus recommandables, tels que ceux de M. de Spielmann, conseiller aulique de LL. MM. et directeur de la chancellerie d'Etat; de MM. les conseillers de LL. MM. de Molitor, de Umlauer, médecin de LL. MM.; de Boulanger, de Heufeld, et de MM. le baron de Colnbach et de Weber, qui, indépendamment de plusieurs autres personnes, ont suivi par eux-mêmes, presque tous les jours, mes procédés et leurs effets. C'est ainsi qu'on est successivement parvenu, malgré ma persévérance et mes travaux, à placer au rang des suppositions, ou tout au moins des choses les plus incertaines, la vérité la plus authentiquement démontrée.

Il est aisé de concevoir combien je devais être affecté de l'acharnement de mes adversaires à me nuire, et de l'ingratitude d'une famille que j'avais comblée de bienfaits. Néanmoins, je continuai pendant les six derniers mois de l'année 1777 à perfectionner la guérison de la demoiselle Ossine et de la nommée Zwelferine, dont on se rappellera qu'à l'égard des yeux, l'état était encore plus grave que celui de la demoiselle Paradis. Je continuai encore avec succès le traitement des malades qui me restaient, particulièrement celui de la demoiselle Wipior, âgée de neuf ans, ayant sur un œil une excroissance de la cornée, connue sous le nom de staphylôme; et cette élévation de nature cartilagineuse, qui était de 3 à 4 lignes, la privait de la faculté de voir de cet œil-là. Je suis heureusement parvenu à résoudre cette excroissance, au point de lui rendre la faculté de lire de côté. Il ne lui restait qu'une taie légère au centre de la cornée, et je ne doute pas que je ne l'eusse fait disparaître entièrement, si les circonstances m'avaient permis de prolonger son traitement; mais fatigué de mes travaux depuis douze ans consécutifs, plus encore de l'animosité soutenue de mes adversaires, sans avoir recueilli de mes recherches et de mes peines d'autre satisfaction que celle que l'adversité ne pouvait m'ôter, je crus avoir rempli jusqu'alors tout ce que je devais à mes concitoyens; et persuadé qu'un jour on me rendrait plus de justice, je résolus de voyager, dans l'unique objet de me procurer le délassement dont j'avais besoin. Mais pour aller, autant qu'il était en moi, au-devant du préjugé et des imputations, je disposai les choses de manière à laisser chez moi, pendant mon absence, la demoiselle Ossine et la nommée Zwelferine. J'ai pris depuis la précaution de dire au public le motif de cet arrangement, en lui annonçant que ces personnes étaient dans ma maison, pour que leur état pût être constaté à chaque instant, et servir d'appui à la vérité. Elles y ont resté huit mois depuis mon départ de Vienne, et n'en sont sorties que par ordre supérieur.

Arrivé à Paris (1) au mois de février 1778, je commençais à y jouir des douceurs du repos, et à me livrer entièrement à l'intéressante relation des savants et des médecins de cette capitale, lorsque, pour répondre aux prévenances et aux honnêtetés dont ils me comblaient, je fus porté à satisfaire leur curiosité, en leur parlant de mon système. Surpris de sa nature et de ses effets, ils m'en demandèrent l'explication. Je leur donnai mes assertions sommaires en dix-neuf articles (2). Elles leur parurent sans aucune relation avec les connaissances établies. Je sentis, en effet, com-

(1) Mes adversaires, toujours occupés de me nuire, s'empressèrent de répandre, à mon arrivée en France, des préventions sur mon compte. Ils se sont permis de compromettre la Faculté de Vienne, en faisant insérer une lettre anonyme dans le *Journal encyclopédique* du mois de mars 1778, page 506, et M. Hell, bailli d'Hirsingen et de Lunzer, n'a pas craint de prêter son nom à cet écrit diffamatoire. Je n'en étais cependant pas connu; et je ne l'ai vu qu'à Paris, depuis cette époque, pour en recevoir des excuses. L'infidélité, les inconséquences et la malignité de cette lettre, ne méritent au surplus que du mépris; il suffit de la lire pour s'en convaincre. (*Note de Mesmer.*)

(2) Ces mêmes assertions ont été transmises en 1776, à la Société royale de Londres, par M. Elliot, envoyé d'Angleterre à la diète de Ratisbonne; je les avais communiquées à ce ministre, sur sa demande, après avoir fait sous ses yeux des expériences multipliées à Munich et à Ratisbonne. (*Note de Mesmer.*)

bien il était difficile de persuader, par le seul raisonnement, l'existence d'un principe dont on n'avait encore aucune idée; et je me rendis, par cette considération, à la demande qui m'était faite, de démontrer la réalité et l'utilité de ma théorie, par le traitement de quelques maladies graves.

Plusieurs malades m'ont donné leur confiance; la plupart étaient dans un état si désespéré, qu'il a fallu tout mon désir de leur être utile, pour me déterminer à les entreprendre : cependant j'ai obtenu la guérison d'une mélancolie vaporeuse avec vomissement spasmodique; de plusieurs obstructions invétérées à la rate, au foie et au mésentère; d'une goutte sereine imparfaite, au degré d'empêcher la malade de se conduire seule; d'une paralysie générale avec tremblement, qui donnait au malade, âgé de quarante ans, toutes les apparences de la vieillesse et de l'ivresse : cette maladie était la suite d'une gelure; elle avait été aggravée par les effets d'une fièvre putride et maligne, dont ce malade avait été attaqué, il y a six ans, en Amérique. J'ai encore obtenu le même succès sur une paralysie absolue des jambes, avec atrophie; sur un vomissement habituel, qui réduisait la malade dans l'état de marasme; sur une cachexie scrofuleuse; et enfin, sur une dégénération générale des organes de la transpiration.

Ces malades, dont l'état était connu et constaté des médecins de la Faculte de Paris, ont tous éprouvé des crises et des évacuations sensibles, et analogues à la nature de leurs maladies, sans avoir fait usage d'aucun médicament; et après avoir terminé leur traitement, ils m'en ont laissé une déclaration détaillée.

En voilà sans doute plus qu'il n'en fallait pour démontrer sans réplique les avantages de ma méthode, et j'avais lieu de me flatter que la conviction en serait la suite; mais les personnes qui m'avaient déterminé à entreprendre ce traitement ne se sont point mises à portée d'en reconnaître les effets, et cela, par des considérations et des motifs dont le détail serait déplacé dans ce mémoire. Il est résulté que les cures, n'ayant point été communiquées, contre mon attente, à des corps dont la seule considération pouvait fixer l'opinion publique, n'ont rempli que très imparfaitement l'objet que je m'étais proposé, et dont on m'avait flatté; ce qui me porte à faire aujourd'hui un nouvel effort pour le triomphe de la vérité, en donnant plus d'étendue à mes premières assertions, et une publicité qui leur a manqué jusqu'ici.

PROPOSITIONS.

1° Il existe une influence mutuelle entre les corps célestes, la terre et les corps animés.

2° Un fluide universellement répandu, et continué de manière à ne souffrir aucun vide, dont la subtilité ne permet aucune comparaison, et qui, de sa nature, est susceptible de recevoir, propager et communiquer toutes les impressions du mouvement, est le moyen de cette influence.

3° Cette action réciproque est soumise à des lois mécaniques inconnues jusqu'à présent.

4° Il résulte de cette action des effets alternatifs, qui peuvent être considérés comme un flux et reflux.

5° Ce flux et reflux est plus ou moins général, plus ou moins particulier, plus ou moins composé, selon la nature des causes qui le déterminent.

6° C'est par cette opération (la plus universelle de celles que la nature nous offre) que les relations d'activité s'exercent entre les corps célestes, la terre et ses parties constitutives.

7° Les propriétés de la matière et du corps organisé dépendent de cette opération.

8° Le corps animal éprouve les effets alternatifs de cet agent; et c'est en s'insinuant dans la substance des nerfs qu'il les affecte immédiatement.

9° Il se manifeste particulièrement dans le corps humain des propriétés analogues à celles de l'aimant; on y distingue des pôles également divers et opposés, qui peuvent être communiqués, changés, détruits et renforcés; le phénomène même de l'inclinaison y est observé (1).

10° La propriété du corps animal, qui le rend susceptible de l'influence des corps célestes, et de l'action réciproque de ceux qui l'environnent, manifestée par son analogie avec l'aimant, m'a déterminé à la nommer MAGNÉTISME ANIMAL.

(1) Cette proposition est généralement abandonnée des magnétistes de nos jours. (*Note de M. Ricard.*)

11° L'action et la vertu du magnétisme animal, ainsi caractérisées, peuvent être communiquées à d'autres corps animés et inanimés. Les uns et les autres en sont cependant plus ou moins susceptibles.

12° Cette action et cette vertu peuvent être renforcées et propagées par ces mêmes corps.

13° On observe à l'expérience l'écoulement d'une matière dont la subtilité pénètre tous les corps, sans perdre notablement de son activité.

14° Son action a lieu à une distance éloignée, sans le secours d'aucun corps intermédiaire.

15° Elle est augmentée et réfléchie par les glaces, comme la lumière.

16° Elle est communiquée, propagée et augmentée par le son.

17° Cette vertu magnétique peut être accumulée, concentrée et transportée.

18° J'ai dit que les corps animés n'en étaient pas également susceptibles : il en est même, quoique très rares, qui ont une propriété si opposée, que leur seule présence détruit tous les effets de ce magnétisme dans les autres corps.

19° Cette vertu opposée pénètre aussi tous les corps ; elle peut être également communiquée, propagée, accumulée, concentrée et transportée, réfléchie par les glaces, et propagée par le son ; ce qui constitue non seulement une privation, mais une vertu opposée positive.

20° L'aimant, soit naturel, soit artificiel, est, ainsi que les autres corps, susceptible du magnétisme animal, et même de la vertu opposée, sans que, ni dans l'un ni dans l'autre cas, son action sur le fer et l'aiguille souffre aucune altération ; ce qui prouve que le principe du magnétisme animal diffère essentiellement de celui du minéral.

21° Ce système fournira de nouveaux éclaircissements sur la nature du feu et de la lumière (1), ainsi que dans la théorie de l'attraction, du flux et reflux, de l'aimant et de l'électricité.

22° Il fera connaître que l'aimant et l'électricité artificielle n'ont à l'égard des maladies que des propriétés communes avec plusieurs autres agents que la nature nous offre ; et que s'il est résulté quelques effets utiles de l'administration de ceux-là, ils sont dus au magnétisme animal.

23° On reconnaîtra par les faits, d'après les règles pratiques que j'établirai, que ce principe peut guérir immédiatement les maladies des nerfs, et médiatement les autres.

24° Qu'avec son secours, le médecin est éclairé sur l'usage des médicaments ; qu'il perfectionne leur action, et qu'il provoque et dirige les crises salutaires, de manière à s'en rendre le maître.

25° En communiquant ma méthode, je démontrerai, par une théorie nouvelle des maladies,

(1) Il est a remarquer que les travaux des physiologistes et des physiciens modernes tendent tous à confirmer cette assertion de Mesmer. Le fluide nerveux est admis par certains physiologistes comme analogue au fluide électrique, et les phénomènes de la flamme dans la combustion des corps sont considérés par la plupart de nos physiciens comme le résultat d'un dégagement électrique. (*Note de M. Ricard.*)

l'utilité universelle du principe que je leur oppose.

26° Avec cette connaissance, le médecin jugera sûrement l'origine, la nature et les progrès des maladies, même des plus compliquées; il en empêchera l'accroissement, et parviendra à leur guérison, sans jamais exposer le malade à des effets dangereux ou des suites fâcheuses, quels que soient l'âge, le tempérament et le sexe. Les femmes, même dans l'état de grossesse et lors des accouchements, jouiront du même avantage.

27° Cette doctrine, enfin, mettra le médecin en état de bien juger du degré de santé de chaque individu, et de le préserver des maladies auxquelles il pourrait être exposé. L'art de guérir parviendra ainsi à sa dernière perfection.

Quoiqu'il ne soit aucune de ces assertions sur laquelle mon observation constante, depuis douze ans, m'ait laissé de l'incertitude, je conçois facilement, d'après les principes reçus et les connaissances établies, que mon système doit paraître, au premier aspect, tenir à l'illusion autant qu'à la vérité. Mais je prie les personnes éclairées d'éloigner les préjugés, et de suspendre au moins leur jugement, jusqu'à ce que les circonstances me permettent de donner à mes principes l'évidence dont ils sont susceptibles. La considération des hommes qui gémissent dans les souffrances et le malheur, par la seule insuffisance des moyens connus, est bien de nature à inspirer le désir et même l'espoir d'en reconnaître de plus utiles.

Les médecins, comme dépositaires de la confiance publique, sur ce qui touche de plus près la conservation et le bonheur des hommes, sont seuls capables, par les connaissances essentielles à leur état, de bien juger de l'importance de la découverte que je viens d'annoncer, et d'en présenter les suites. Eux seuls, en un mot, sont capables de la mettre en pratique,

L'avantage que j'ai de partager la dignité de leur profession ne me permet pas de douter qu'ils ne s'empressent d'adopter et de répandre des principes qui tendent au plus grand soulagement de l'humanité, dès qu'ils seront fixés par ce mémoire, qui leur est essentiellement destiné, sur la véritable idée du MAGNÉTISME ANIMAL.

DEUXIÈME MÉMOIRE

DE MESMER,

IMPRIMÉ EN L'AN VII.

AVANT-PROPOS.

L'histoire offre peu d'exemples d'une découverte qui, malgré son importance, ait éprouvé autant de difficulté à s'établir et à s'accréditer, que celle d'un agent sur les nerfs, agent inconnu jusqu'ici, et que je nomme *magnétisme animal.*

L'opiniâtreté avec laquelle on s'est opposé aux progrès de l'opinion naissante sur cette nouvelle méthode de guérir, m'a fait faire des efforts pour rectifier et pour embrasser dans un système une grande partie des connaissances physiques.

Avant de produire ce système, dans lequel j'ai tâché de rapprocher et d'enchaîner les principes qui le composent, j'ai cru devoir donner dans un mémoire préliminaire une idée juste et précise de son objet, de l'étendue de son utilité, et détruire les erreurs et les préjugés auxquels il a pu donner lieu.

Je présenterai une théorie aussi simple que nouvelle des maladies, de leur marche et de leur développement, et je substituerai une pratique également simple, générale, et prise dans la nature, aux principes incertains qui jusqu'à présent ont servi de règle à la médecine.

La plupart des propriétés de la matière organisée, telles que la cohésion, l'élasticité, la gravité, le feu, la lumière, l'électricité, l'irritabilité animale, qui jusqu'a présent ont été regardées comme des qualités *occultes*, seront expliquées par mes principes et leur mécanisme mis en évidence.

Je me flatte d'avoir jeté un nouveau jour sur la théorie des sens et de l'instinct. Par le moyen de cette théorie, j'ai essayé d'expliquer plus parfaitement les phénomènes aussi variés qu'étonnants de l'état appelé *somnambulisme*, qui n'est autre chose qu'un développement critique de certaines maladies : l'histoire de la médecine en rapporte un si grand nombre d'exemples, qu'on ne peut pas douter que ces phénomènes n'aient toujours paru un sujet d'observations intéressantes pour les gens de l'art ; et je puis moi-même affirmer aujourd'hui que toutes les nuances d'aliénations de l'esprit appartiennent à cette crise extraordinaire.

C'est elle qui produit les apparitions merveilleuses, les extases, les visions inexplicables, sources de tant d'erreurs et d'opinions absurdes. On sent combien l'obscurité même qui couvrait de tels phénomènes, jointe à l'ignorance de la multitude, a dû favoriser l'établissement des préjugés religieux et politiques de tous les peuples.

J'espère que ma théorie préviendra désormais ces interprétations qui produisirent et alimentèrent la superstition et le fanatisme, et empêchera surtout que ceux qui, soit par un accident subit ou par des maladies aggravées, ont le malheur de tomber dans le somnambulisme, ne soient abandonnés par l'art, et retranchés de la société comme incurables; car j'ai la certitude que les états les plus effrayants, tels que la folie, l'épilepsie et la plupart des convulsions sont le plus souvent les funestes effets de l'ignorance du phénomène dont je parle, et de l'impuissance des moyens employés par la médecine; que presque dans tous les cas ces maladies ne sont que des crises inconnues et dégénérées; qu'il est enfin peu de circonstances où on ne puisse les prévenir et les guérir.

J'ai la confiance que des principes dont les conséquences sont si importantes ne seront jugés ni sur des préventions ni sur des productions prématurées (1), non plus que sur des fragments et des contrefaçons qui ont été publiées sans mon aveu: moins encore d'après le rapport de ceux

(1) Les imitateurs de ma méthode de guérir, pour l'avoir trop legèrement exposée à la curiosité et à la contradiction, ont donné lieu à beaucoup de prévention contre elle. Depuis cette époque on a confondu le somnabulisme avec le magnétisme,

qui, obsédés de préjugés, ont donné leurs propres lumières pour la mesure des connaissances *possibles*. Si d'ailleurs, malgré tous mes efforts, je ne suis pas assez heureux pour éclairer mes contemporains sur leurs propres intérêts, j'aurai du moins la satisfaction intime d'avoir rempli ma tâche envers la société.

et par un zèle irréfléchi, par un enthousiasme exagéré, on a voulu constater la réalité de l'un par les effets surprenants de l'autre. Le mémoire qu'on va lire a, en partie, pour objet de détromper d'une pareille erreur. (*Note de Mesmer.*)

MÉMOIRE

DE

F. A. MESMER,

DOCTEUR EN MÉDECINE,

SUR SES DÉCOUVERTES.

La philosophie est parvenue dans ce siècle à triompher des préjugés et de la superstition : c'est par le ridicule surtout qu'elle a réussi à éteindre les bûchers que le fanatisme, trop crédule, avait allumés, parce que le ridicule est l'arme à laquelle l'amour-propre sait le moins résister. Si l'opinion élevait autrefois le courage jusqu'à faire braver le martyre, tandis qu'aujourd'hui on ne peut supporter le moindre ridicule, c'est que l'amour-propre mettait alors toute sa gloire dans la *force* de la résistance, et qu'à présent il craindrait l'humiliation d'une crédulité qu'on taxerait de *faiblesse*. Le ridicule serait sans doute le meilleur moyen de réformer les opinions, si toutefois il n'avait que l'erreur pour objet ; mais, par un zèle exagéré pour les progrès de la philosophie, on abusa trop souvent de ce moyen : les vérités les plus utiles furent méconnues, confondues avec les erreurs et sacrifiées avec elles.

Les égarements de la superstition n'empêchèrent pas autrefois de reconnaître des faits surprenants, dont le défaut de lumières ne permettait pas d'apercevoir les causes; on ne dédaignait pas de constater ces faits avec une attention proportionnée à leur importance; et si l'on se trompait sur les *principes*, on n'avait au moins aucun doute sur les *effets*: aujourd'hui on se refuse à l'examen et à la vérification des faits, de sorte qu'on est réduit à ignorer autant les effets que les causes.

Lors même que certaines vérités, en raison de leur vétusté et de l'abus de l'esprit humain, sont tellement défigurées qu'elles se trouvent confondues avec les erreurs les plus absurdes, ces vérités n'ont pas perdu pour cela le droit de reparaître au grand jour pour le bonheur des hommes; j'ose dire même que c'est une obligation pour ceux qui par leurs connaissances prétendent à l'estime publique, de rechercher ces vérités pour les dégager des ténèbres et des préjugés qui les enveloppent encore, au lieu de se retrancher dans une incrédulité funeste aux progrès de la science.

J'ai annoncé, par le mémoire que j'ai publié l'an 1779, sur la découverte du magnétisme animal, les réflexions que j'avais faites depuis plusieurs années sur l'universalité de certaines opinions populaires, qui, selon moi, étaient les résultats d'observations les plus générales et les plus constantes.

Je disais à ce sujet que je m'étais imposé la tâche de rechercher ce que les anciennes erreurs pouvaient renfermer d'utile et de vrai; et j'ai cru pouvoir avancer *que parmi les opinions vulgaires de tous les temps, qui n'ont pas leur principe dans le cœur humain, il en était peu, quelque ridicules et même extravagantes qu'elles paraissent, qui ne pussent être considérées comme le reste d'une vérité primitivement reconnue.*

Mon premier objet fut de méditer sur ce qui pouvait avoir donné lieu à des opinions absurdes, suivant lesquelles les destinées des hommes, ainsi que les événements de la nature, étaient regardés comme soumis aux constellations et aux différentes positions que les astres avaient entre eux.

Un vaste système des influences ou des rapports qui lient tous les êtres, les lois mécaniques et même le mécanisme des lois de la nature, ont été les résultats de mes méditations et de mes recherches.

J'ose me flatter que les découvertes que j'ai faites, et qui sont le sujet de cet ouvrage, reculeront les bornes de notre savoir en physique, autant que l'invention des microscopes et des télescopes l'a fait par rapport aux temps qui nous ont précédés. Elles feront connaître que la conservation de l'homme, ainsi que son existence, sont fondées sur les lois générales de la nature; que *l'homme possède* des propriétés analogues à celles de l'aimant; qu'il est doué d'une sensibilité par laquelle il peut être en rapport avec les êtres qui l'environnent, même les plus éloignés, et qu'il est susceptible de se charger d'un *ton* de mouvement (1); qu'il peut, *à l'instar du feu*, com-

(1) J'entends par *ton* un mode particulier et déterminé de

muniquer à d'autres corps animés et inanimés ; que ce mouvement peut être propagé, concentré, réfléchi comme la lumière, et communiqué par le son; qu'enfin le principe de cette action, considéré comme un agent sur la substance intime des nerfs du corps animal, peut devenir UN MOYEN DE GUÉRIR, ET MÊME DE SE PRÉSERVER DES MALADIES.

Je suis parvenu à reconnaître la cause immédiate de l'important phénomène du mouvement alternatif que nous offre l'Océan : je suis convaincu que l'action de cette même cause ne se borne pas à cet élément, mais qu'elle s'étend sur toutes les parties constitutives de notre globe ; que cette action, en déterminant ce que j'appelle l'*intension* (1) et la *rémission* alternatives des propriétés de la matière organisée, anime et vivifie tout ce qui existe; et qu'enfin cette action, la plus universelle, est au monde ce que les deux actes de la respiration sont à l'économie animale.

Voilà en substance les principales découvertes que j'annonce depuis vingt-cinq ans sous la dénomination de *magnétisme animal,* dénomination pleinement justifiée par la nature de la chose.

La singularité de cette nouveauté révolta d'abord en Allemagne les physiciens et les médecins, les électriseurs, et les gens qui maniaient

mouvement qu'ont entre elles les particules qui constituent le fluide. (*Note de Mesmer.*)

(1) J'entends par les mots *intension* et *rémission*, l'augmentation de la propriété ou de la faculté, ce qu'il ne faut pas confondre avec l'*intensité*, qui exprime l'effet de cette propriété ou faculté même. (*Note de Mesmer.*)

l'aimant. On accueillit avec dédain les premières annonces faites par un homme encore ignoré parmi eux. On contesta la possibilité des phénomènes, comme étant contraires aux principes reçus en physique. Au lieu d'amuser la curiosité, je m'empressai d'arriver au point de les rendre utiles, et ce ne fut que par les faits que je voulus convaincre.

Les premières guérisons obtenues sur quelques malades regardés comme incurables suscitèrent l'envie et produisirent même l'ingratitude, qui se réunirent pour répandre des préventions contre ma méthode de guérir; en sorte que beaucoup de savants se liguèrent pour faire tomber, sinon dans l'oubli, du moins dans le mépris, les ouvertures que je fis sur cet objet: on cria partout à l'imposture.

En France, où la nation est plus éclairée et moins indifférente pour les nouvelles connaissances, je n'ai pas laissé que d'éprouver des contrariétés de toute espèce, et des persécutions que mes compatriotes m'avaient préparées de longue main, mais qui, loin de me décourager, ne firent que redoubler mes efforts pour le triomphe des vérités que je regardais comme essentielles au bonheur des hommes.

Un grand nombre de malades qui, pendant dix à douze années consécutives, avaient éprouvé les effets salutaires de cette méthode, et des personnes instruites qui se livraient à cette pratique bienfaisante, me rendirent une justice entière. Mais quelques savants de ce pays, faisant profession de gouverner l'opinion, se sont, pour ainsi dire, coalisés avec les étrangers, pour mettre au nombre des illusions tout ce qui se présentait en faveur de cet objet: l'autorité de leur renommée fortifia la prévention.

Un ministre du règne passé abusa de toute sa puissance pour détruire l'opinion naissante. Après avoir ordonné (malgré mes protestations) la formation d'une commission pour juger ma doctrine, et la condamner dans la pratique qu en faisait une personne que je désavouais, il fit célébrer son triomphe à l'académie des sciences, où il fut flagorné, pour les avoir préservées, disait-on, d'une grande erreur qui faisait la honte du siècle. Il inonda l'Europe entière d'un rapport fait par cette commission, et finit par livrer à la dérision publique, sur les théâtres, et ma doctrine et ma méthode de guérir.

La grande nation à laquelle je consacre le fruit de mes découvertes continuerait-elle de voir avec indifférence qu'on soit parvenu à lui ravir, par de basses intrigues, l'opinion consolante d'avoir acquis un moyen nouveau de conserver et de rétablir la santé? Non; elle s'empressera de revenir de son erreur sur un objet si essentiel au bonheur de l'humanité.

En effet, on aura de la peine à croire que vingt-cinq années d'efforts n'aient pas pu dégager ces précieuses découvertes de l'incertitude dans laquelle elles furent enveloppées par les circonstances. Faudra-t-il laisser s'écouler ce siècle, sans avancer d'un pas en physique, et rester stationnaire sur l'électricité et l'aimant? Chercherait-on encore à se réunir pour s'opposer à une révolution que je voulais opérer dans l'art qui a fait le moins de progrès, et pourtant le plus nécessaire aux hommes?

On verra, j'ose le croire, que des découvertes ne sont pas une rencontre du hasard, mais le résultat de l'étude et de l'observation des lois de la nature ; que la pratique que j'enseigne n'est pas un empirisme aveugle, mais une méthode raisonnée.

Quoique je sache très bien que le premier principe de toute connaissance humaine est l'expérience, et que c'est par elle qu'on peut constater la réalité des suppositions, je me suis occupé à prouver d'avance, par un enchaînement de notions simples et claires, la possibilité des faits que j'ai annoncés, et dont un grand nombre a été publié sous différentes formes, par ceux qui ont su profiter de ma doctrine.

Les phénomènes que j'avais surpris à la nature m'ont fait remonter à la source commune de toutes choses, et je crois avoir ouvert une route simple et droite pour arriver à la vérité, et avoir dégagé en grande partie l'étude de la nature des illusions de la métaphysique.

La langue de convention, le seul moyen dont nous nous servons pour communiquer nos idées, a, dans tous les temps, contribué à défigurer nos connaissances. Nous acquérons toutes les idées par *les sens*: les sens ne nous transmettent que celles des propriétés, des caractères, des accidents, des attributs : les idées de toutes ces sensations s'expriment par un adjectif ou épithète, comme chaud, froid, fluide, solide, pesant, léger, luisant, sonore, coloré, etc. On substitua à ces épithètes, pour la commodité de la langue, des substantifs : bientôt on substantifia les propriétés ; on dit la chaleur, la gravité, la lumière, le son, la couleur, et voilà l'origine des abstractions métaphysiques.

Ces mots représentèrent confusément des idées de substances, c'est-à-dire qu'on avait l'idée d'une substance, lorsqu'on n'eut en effet que l'idée du *mot substantif;* ces qualités occultes d'autrefois, aujourd'hui s'appellent les propriétés des corps. A mesure qu'on s'éloignait de l'expérience, ou plutôt avant d'avoir des moyens d'y parvenir, non seulement on multiplia ces substances, mais encore on les personnifia. Des substances remplissaient tous les espaces ; elles présidaient et dirigeaient les opérations de la nature : de là *les esprits, les divinités, les démons, les génies, les archées*, etc. La philosophie expérimentale en a diminué le nombre ; mais il nous reste encore beaucoup à faire pour arriver à la pureté de la vérité. Nous y serons, lorsque nous serons parvenus à ne reconnaître d'autre substance physique que le *corps*, ou la *matière organisée et modifiée de telle ou telle manière*. Il s'agit donc de connaître et de déterminer le *mécanisme* de ces modifications, et les idées qui résulteront de ce mécanisme aperçu seront des idées *physiques* les plus conformes à la vérité. C'est, en général, le but que je me propose d'atteindre par le système des influences dont je fais ici l'annonce.

« Une aiguille non aimantée, mise en mou-
» vement, ne répondra que par hasard à une
» direction déterminée; tandis qu'au contraire
» celle qui est aimantée, ayant reçu la même im-
» pulsion, après différentes oscillations propor-
» tionnées à cette impulsion et au magnétisme
» qu'elle a reçu, retrouvera sa première direction
» et s'y fixera : c'est ainsi que l'harmonie des corps
» organisés, une fois troublée, doit éprouver les
» incertitudes de ma première supposition, si elle
» n'est rappelée et déterminée par l'*agent géné-*
» *ral* dont je vais développer l'existence, et qui
» seul peut rétablir cette harmonie dans l'état
» naturel (1). »

Examinons donc quelle est la nature de cet agent.

Il existe un fluide universellement répandu, et continué de manière à ne souffrir aucun vide, dont la subtilité ne permet aucune comparaison, et qui de sa nature est susceptible de recevoir, propager et communiquer toutes les impressions du mouvement.

L'état de fluidité de la matière étant un état relatif entre le mouvement et le repos, il est évident qu'après avoir épuisé par l'imagination toutes les nuances de fluidité possibles, on sera forcé de s'arrêter au dernier degré de subdivision ; et ce

(1) *Mémoire sur la découverte du Magnétisme animal*, publié pour la première fois en 1779, et réimprimé dans le présent ouvrage, page 10.

dernier degré est ce fluide qui remplit tous les interstices résultant des figures des mollécules plus combinées. Le sable, par exemple, a un degré de fluidité; la figure de ses grains forme nécessairement des interstices qui peuvent être occupés par l'eau; ceux de l'eau le seront par l'air; ceux de l'air par ce qu'on appelle l'éther; ceux de l'éther enfin seront comblés par une substance encore plus fluide, et dont nous n'avons pas fixé la dénomination. Il est difficile de déterminer où cette divisibilité finit. C'est cependant d'une de ces séries de la matière la plus divisée par le mouvement intestin que je veux parler ici.

On pourrait comparer, si je puis m'exprimer ainsi, l'opiniâtreté de quelques savants à rejeter l'idée d'un *fluide universel* et la possibilité d'un mouvement dans le plein, à celle des poissons qui s'élèveraient contre celui d'entre eux qui leur annoncerait que l'espace entre le fond et la surface de la mer est rempli d'un fluide qu'ils habitent; que ce n'est qu'en ce milieu qu'ils se rapprochent, qu'ils s'éloignent, qu'ils se communiquent, qu'ils s'enchaînent, et qu'il est le seul moyen de leurs relations réciproques.

Cependant quelques physiciens sont parvenus à reconnaître l'existence d'un fluide universel; mais à peine eurent-ils fait ce premier pas, qu'entraînés au-delà du vrai, ils ont prétendu caractériser ce fluide, le surcharger de propriétés et de vertus spécifiques, en lui attribuant des qualités, des puissances, des tendances, des vues, des causes finales, enfin des puissances conservatrices, productrices, destructrices, réformatrices.

La vérité n'est que sur une ligne tracée entre les erreurs. L'esprit humain, par son activité inquiète, est comme un cheval fougueux : il est également difficile de mesurer avec justesse l'élan qu'il lui faut pour atteindre cette ligne, sans courir risque de la dépasser, et de s'y contenir longtemps, de manière à n'avancer ni à reculer ses pas.

Il n'est donc pas permis de douter de l'existence d'un fluide universel, qui n'est que l'ensemble de toutes les séries de la matière la plus divisée par le mouvement *intestin* (1). En cet état, il remplit les interstices de tous les fluides, ainsi que de tous les solides contenus dans l'espace. Par lui, l'univers est fondu et réduit en une seule masse. La fluidité constitue son essence. N'ayant aucune propriété, il n'est ni élastique ni pesant, mais il est le moyen propre à déterminer des propriétés dans tous les ordres de la matière qui se trouve plus composée qu'il ne l'est lui-même. Ce fluide est, à l'égard des propriétés qu'il détermine dans les corps organiques, ce que l'air (2) est au son et à l'harmonie, ou l'éther à la lumière, ou enfin l'eau au moulin ; c'est-à-dire qu'il reçoit les impressions, les modifications du mouvement, qu'il les transmet, qu'il les transfère, qu'il les

(1) C'est-à-dire le mouvement des particules entre elles.

(2) L'air qui passe à travers les tuyaux d'un orgue en reçoit des vibrations proportionnées à leur grandeur et à leurs formes: ces vivrations ne deviennent un son qu'après qu'elles sont propagées et communiquées à un organe de l'animal disposé à le recevoir : l'air, dans ce cas, n'est donc que le conducteur du

applique et les insinue dans les corps organisés ; et les effets ainsi produits ne sont que le résultat combiné du mouvement et de l'organisation des corps.

Il faut considérer ici que les diverses séries dont l'océan du fluide est composé, à partir de la matière élémentaire, jusqu'à celles qui tombent sous nos sens, comme l'eau, l'air et l'éther, diffèrent entre elles par une sorte d'organisation intime, effet de la combinaison primitive de leurs molécules. Cette organisation spéciale rend chacune de ces séries susceptible d'un mouvement particulier qui lui est propre.

Nous observons la gradation de cette susceptibilité exclusive de mouvements dans les trois genres de fluides. Il en est de la lumière, du feu, de l'électricité et du magnétisme comme du son : aucuns ne sont point des substances, mais bien des effets du mouvement dans les diverses séries du fluide universel.

Il sera démontré, par ma théorie des influences, comment ce fluide, cette matière subtile, sans être pesante, détermine l'effet que nous appelons gravité ; comment, sans être élastique, il concourt à l'élasticité ; comment, en remplissant tous les espaces, il opère la cohésion, sans être lui-même en cet état. Je démontrerai de même que l'attrac-

mouvement vers l'ouïe, de même que le mouvement d'un autre fluide plus délié que lui, réfléchi par une surface, y reçoit des vibrations qui, transférées a l'organe de la vue, y déterminent les sensations des formes, des couleurs, lesquelles n'existent certainement ni dans ce fluide ni dans la surface des corps. (*Note de Mesmer.*)

tion est un mot vide de sens ; que l'attraction n'existe pas dans la nature : qu'elle n'est qu'un effet apparent d'une cause qu'on n'aperçoit pas. J'établirai aussi en quoi consiste l'électricité, le feu, la lumière, etc. Je prouverai, en un mot, que *toutes les propriétés sont le résultat combiné de l'organisation des corps et du mouvement du fluide dans lequel ils sont plongés.*

On comprendra avant tout comment une impulsion une fois donnée sur la matière a dû suffire au développement successif de toutes les possibilités ; comment les impulsions particulières, qui n'en sont que la continuité, deviennent l'origine de nouvelles organisations ; comment le mouvement est la cause du repos, et le repos à son tour accélère le mouvement de la matière fluide pour opérer d'autres combinaisons. On verra enfin que c'est par la simplicité de l'ordre, dans un cercle perpétuel entre les causes et les effets, que nous pouvons avoir la plus juste comme la plus grande idée de la nature et de son auteur.

On pourrait ajouter à ces considérations que l'immensité de la matière fluide serait restée homogène, sans produire de nouveaux êtres, si le hasard des premières combinaisons n'eût pas déterminé des courants, dont les célérités variées et modifiées sont devenues une source infinie d'organisations et des effets qui en résultent.

En remontant ainsi par une marche simple aux plus grandes opérations de la nature, on reconnaît que le magnétisme ou l'influence mutuelle est l'action la plus universelle, et que c'est l'*aimant* qui nous offre le modèle du mécanisme de l'univers; que cette action n'est que l'effet *nécessaire du mouvement dans le plein.*

Comme toutes les vérités se tiennent, il est impossible de faire des progrès dans l'étude de la nature sans avoir embrassé l'enchaînement de ses principes; c'est pourquoi j'ai cru nécessaire d'en exposer le système, dont le corps humain fait partie intégrante, avant de proposer des moyens conservateurs: car les lois par lesquelles l'univers est gouverné sont les mêmes que celles qui règlent l'économie animale. La vie du monde n'est qu'une, et celle de l'homme individuel en est une particule.

Toutes les propriétés des corps, je le répète, sont le résultat combiné de leur organisation et du mouvement du fluide dans lequel ils se trouvent.

Si l'on considère l'action de ce fluide ainsi défini comme appliquée au corps animal, elle y devient le principe du mouvement et des sensations.

Il est certain que la nature et la qualité des humeurs de l'homme dépendent uniquement de l'action des solides, du mécanisme des organes ou viscères, et des vaisseaux qui contiennent ces humeurs; ce sont eux qui les élaborent, en dirigent et règlent les mouvements, les mélanges, les proportions, les sécrétions, les excrétions, etc. Il est aisé de concevoir que ce n'est que dans l'irrégularité de l'action des solides sur les liquides, ou dans l'imperfection du mécanisme ou du jeu des viscères et des organes, qu'existe la première cause de toutes les aberrations, et que conséquemment le remède commun et unique doit se trouver dans le rétablissement de l'action des organes, qui seuls peuvent changer et corriger les vices et les altérations des humeurs. C'est ici le cas d'examiner quel est le principe du mouvement, et le *ressort commun* des différentes machines agissant sur les liquides.

C'est la *fibre musculaire* qui, par son mécanisme particulier, devient, comme je puis le prouver, l'instrument de tout mouvement, comme le principe de toute action des solides sur les liquides. Les courants du fluide universel étant dirigés et appliqués à l'organisation intime de la fibre musculaire, précisément comme le vent ou l'eau le sont au moulin, en déterminent les fonctions. Ces fonctions consistent dans l'alternative de se raccourcir et de s'allonger, ou de se relâcher. Se raccourcir est proprement son action positive : cette faculté est appelée *irritabilité*.

C'est à cette faculté, appliquée au mécanisme particulier du cœur, que nous devons le mouvement de systole et de diastole de ce viscère hydraulique et de toutes les artères.

Le jeu de la dilatation et de la contraction des vaisseaux sur la liqueur qu'ils contiennent est la cause de la circulation des humeurs, et conséquemment de la vie animale. Le défaut de l'une de ces deux actions ou de la réaction en arrête le cours. Aussitôt que les humeurs sont privées du mouvement local et intestin, elles s'épaississent et se consolident. Cet épaississement ou repos s'étend en se communiquant à une partie plus ou moins considérable des canaux. Un autre effet du repos des humeurs est leur dégénérescence : en se décomposant, elles s'arrêtent dans les canaux dont la capacité n'est pas propre à les contenir. L'état des vaisseaux dans lesquels le cours des humeurs est arrêté ou ralenti est nommé *obstruction.*

La fibre musculaire, animée par le principe de l'irritabilité, est encore susceptible d'une affection externe, qui est appelée *irritation.* L'effet ordinaire de cette affection est le raccourcissement de la fibre.

Toute action de la fibre musculaire peut être considérée comme dépendante, soit de l'irritabilité, soit de l'irritation, soit de l'une et de l'autre ensemble. Il existe par conséquent deux causes immédiates d'obstructions : la première, lorsqu'un vaisseau a perdu de son irritabilité, ce qui le met dans l'impuissance de se contracter : la seconde, lorsqu'un vaisseau est dans un état d'irritation, ou qu'il se trouve quelque obstacle à sa dilatation : ainsi, dans les deux cas, les conditions nécessaires pour le jeu alternatif des vaisseaux sont contrariées et leur action arrêtée

Sans entrer dans les détails de cette aberration, qui est la plus générale et presque la seule dans le corps vivant, il est aisé de concevoir, d'après une loi générale, que la cause du mouvement fait toujours un effort contre la résistance, et qu'il doit lui être proportionné pour la vaincre : cet effort est appelé *crise*, et tous les effets qui résultent directement de cet effort sont appelés *les symptômes critiques* : ils sont les véritables moyens de guérison, ou ce qui forme la *cure* de la nature; tandis qu'au contraire les effets provenant de la résistance contre cet effort de la nature sont dits les *symptômes symptomatiques*, et forment ce qu'on doit appeler la *maladie*.

La crise est déterminée par l'irritation de la fibre, laquelle est occasionnée, soit par l'*intention* de l'irritabilité, soit par un effort augmenté sur la fibre résistante, soit enfin par la réunion de ces deux causes.

Il est donc constant et conforme aux lois du mouvement qu'aucune aberration dans le corps animal ne peut se rectifier sans avoir éprouvé les effets de cet effort, c'est-à-dire qu'aucune maladie ne peut être guérie sans une crise. Cette loi est si vraie et si générale, que d'après l'expérience et l'observation, la plus légère pustule, le plus petit bouton sur la peau, ne se guérissent qu'après une crise.

Les différentes formes sous lesquelles l'effort de la nature se manifeste dépendent de la diversité dans la structure des parties organiques ou des viscères qui subissent cet effort, de leurs correspondances et rapports, selon les divers degrés et modes de résistance, du période de leur développement.

Pour avoir peu connu le mécanisme du corps animal, et moins encore comment, par ce mécanisme, il tient à l'organisation de toute la nature, les anciens ont regardé chaque genre de ces efforts comme autant d'espèces de maladies. Dès la naissance de la médecine, on s'est opposé au vrai et au seul moyen employé par la nature pour détruire les causes qui troublaient l'harmonie.

Hippocrate paraît avoir été le premier et presque le seul qui ait saisi le phénomène des crises dans les maladies aiguës. Son génie observateur l'avait conduit à reconnaître que les divers symptômes n'étaient que les modifications des efforts que la nature faisait contre ces maladies. Après lui, lorsqu'on observa les mêmes symptômes dans les maladies chroniques, plus éloignées de la cause, isolées, sans fièvre continue, on substantifia ces accidents, on en fit autant de maladies, et on les caractérisa chacune par un nom; on étudia, on analysa ces accidents et leurs symptômes comme des choses : on prit même pour *indicateur* les sensations du malade. Et voilà la source des erreurs qui désolent l'humanité depuis tant de siècles.

Hippocrate, par les symptômes les plus opposés en apparence, au lieu d'être déconcerté, pronostiquait la guérison; son assurance était fondée sur l'observation de la marche périodique des jours qu'il appelait *critiques*. Il sentait confusément qu'il existait un principe externe et général dont l'action était régulière, et que c'était ce principe qui développait et décidait la complication des causes qui forment la maladie.

Ce que le père de la médecine observait ainsi, et ce que d'autres après lui jusqu'ici ont appelé la nature, n'était que les effets de ce principe que j'ai reconnu et dont j'ai annoncé l'existence, principe qui détermine sur nous cette espèce de flux et reflux ou intension et rémission des propriétés.

Il est à regretter que la lumière qu'il jeta sur l'art de guérir se soit bornée aux maladies aiguës: il aurait pu reconnaître que les maladies chroniques ne diffèrent des autres que par la continuité et la rapidité avec laquelle les symptômes se succèdent. Les maladies aiguës sont à l'égard des chroniques ce que le cours de la vie d'un insecte qu'on nomme *éphémère* est au cours de la vie des autres animaux: le premier subit dans les vingt-quatre heures toutes les révolutions de l'âge, du sexe, de l'accroissement et du dépérissement, lorsque les autres espèces d'animaux emploient des années pour parcourir cette carrière.

D'ailleurs, on a lieu de regretter que la médecine ignore encore le développement naturel et nécessaire de la plupart des maladies chroniques: c'est en s'y opposant par des remèdes qu'elle en trouble la marche, en arrête le cours, et très souvent en avance le terme par une mort prématurée. La marche et le développement de l'épilepsie, par exemple, ainsi que de la manie, de la mélancolie, des maladies dites des nerfs, des engorgements des glandes, de leurs complications, des affections des organes des sens, sont encore inconnus, et c'est principalement dans ces divers états que l'on confond la crise avec la maladie.

Les causes immédiates de toutes les maladies, internes ou externes, supposent le défaut ou l'irrégularité de la circulation des humeurs ou des *obstructions* de différents ordres de vaisseaux : cet état étant, comme on l'a fait remarquer, le résultat du défaut de l'*irritabilité* ou de l'action des solides sur les humeurs qu'ils contiennent, on comprendra enfin qu'au lieu de recourir, par un choix vague et incertain, aux spécifiques et aux drogues innombrables assorties par la théorie des humeurs, on n'a, dans tous les cas, que deux indications à remplir ; savoir : 1° *de rétablir l'irritabilité ou l'action des solides sur les liquides ;* 2° *d'empêcher et prévenir les obstacles qui peuvent s'y opposer.*

Il est prouvé par le système des influences, et il est constaté par l'observation exacte et assidue, que les grands corps appelés *célestes* gouvernent les mouvements partiels de notre globe : les alternatives du flux et reflux (effet commun à toutes ses parties constitutives), la végétation, les fermentations, les organisations, les révolutions générales et particulières dont il est susceptible, sont naturellement déterminées par cette influence, qui, au moyen de la continuité d'un fluide universel, produit augmentation et diminution de toutes les propriétés des corps, comme nous le voyons distinctement dans le développement et le ralentissement de la végétation.

C'est ainsi, et par les mêmes causes, que l'irritabilité est naturellement augmentée ou diminuée; en sorte que le cours et le développement dans les maladies, et même leur guérison, que l'on attribuait vaguement à la nature, sont réglés et déterminés par cette influence ou par ce que j'appelle *magnétisme naturel*.

Mais comme cette opération de la nature, quoique générale, ne peut devenir utile qu'aux êtres qui y sont particulièrement disposés, il me restait à découvrir et à reconnaître les lois et le mécanisme intime des procédés de la nature, afin de savoir l'imiter et d'en faire l'application renforcée et graduée, dans les cas individuels, dans tous les temps et dans toutes les situations où l'homme se trouve.

Je crois avoir surpris à la nature ce mécanisme des influences, qui, comme je l'expliquerai, consiste dans une sorte de *versement* réciproque et alternatif des courants entrants et sortants, d'un fluide subtil, remplissant l'espace entre deux corps. La nécessité de ce versement est fondée sur la loi *du plein;* c'est-à-dire que, dans l'espace rempli de matière, il ne peut se faire un déplacement sans remplacement; ce qui suppose que, si un mouvement de la matière subtile est provoqué dans un corps, il se produit aussitôt un mouvement semblable dans un autre susceptible de la recevoir, quelle que soit la distance entre les corps. Cette sorte de circulation est capable d'exciter et de renforcer en eux les propriétés analogues à leur organisation, ce qui se concevra facilement en réfléchissant sur la continuité de la matière fluide, et sur son extrême mobilité toujours égale à sa subtilité : l'aimant, l'électricité, comme aussi le feu, nous offrent les modèles et les exemples de cette loi universelle.

J'ai reconnu que, quoiqu'il existât une influence générale entre les corps, il est néanmoins des modes, des tons particuliers et divers, des mouvements par lesquels cette influence peut s'effectuer.

Comme le feu, par un mouvement tonique (1) déterminé, diffère de la chaleur, ainsi le magnétisme, dit *animal,* diffère du magnétisme naturel : la chaleur est dans la nature sans être *feu,* elle consiste dans le mouvement intestin d'une matière subtile. Elle est générale, tandis que le feu est un produit de l'art ou de certaines conditions. Le feu produit presqu'à l'instant, et dans la plupart des circonstances, les effets qu'on n'obtient de la chaleur que par la durée du temps, et avec le concours des causes particulières. Et voilà comment le magnétisme naturel diffère du magnétisme animal dont il s'agit ici. Les expériences et les sensations des malades confirment d'une manière incontestable cette théorie.

L'action la plus immédiate du magnétisme ou de l'influence de ce fluide est de ranimer et de renforcer l'action de la fibre musculaire par un

(1) J'entends par *ton* ou *mouvement tonique* le genre ou mode spécial du mouvement qu'ont les particules d'un fluide entre elles : ainsi, à l'égard des particules de quelques fluides, le mouvement est ondulatoire ou oscillatoire ; dans d'autres il est vibratoire, de rotation, etc. (*Note de Mesmer.*)

mouvement accéléré, tonique et analogue à la partie organique à laquelle elle appartient. Mille observations ont prouvé que l'application de ce moyen développe le cours des maladies ; c'est-à-dire, qu'après un combat plus ou moins décisif entre les efforts et la résistance, il détermine, règle et accélère l'ordre et la marche dans lesquels les causes et les effets se succèdent, afin d'opérer le rétablissement de la santé, en provoquant dans tous les cas, d'une manière sûre, les *crises* et leurs effets relatifs.

Le magnétisme animal, considéré comme un agent, est donc effectivement un *feu* invisible; il s'agit : 1° de savoir provoquer et entretenir par tous les moyens possibles ce *feu* et d'en faire l'application; 2° de connaître et lever les obstacles qui peuvent troubler ou empêcher son action, et l'effet gradué qu'on cherche à obtenir dans le traitement; 3° de connaître et de prévoir la marche de leur développement pour en régler et en attendre avec fermeté le cours jusqu'à la guérison.

Voilà à quoi se réduit généralement la découverte du magnétisme animal, considéré comme *moyen* de préserver des maladies et de les guérir.

Il est prouvé par la raison et constaté par l'expérience continuelle, que ce feu peut être concentré et conservé; que l'eau, les animaux, les arbres et tous les végétaux, ainsi que les minéraux, sont susceptibles d'en être chargés.

D'après tout ce qui vient d'être dit jusqu'ici,

on s'attend sans doute à des explications sur la manière d'appliquer le magnétisme animal, et de le rendre un moyen curatif efficace; mais comme indépendamment de la théorie, cette nouvelle méthode de guérir exige indispensablement une instruction pratique et suivie, je n'ai pas cru devoir donner ici la description ni de cette pratique, ni de l'appareil et des machines de différentes espèces, ni des procédés dont je me suis servi avec succès, parce que chacun, en conséquence de son instruction, s'appliquera à les étudier, et apprendra de lui-même à les varier et à les accommoder aux circonstances et aux diverses situations du malade. C'est l'empirisme ou l'application aveugle de mes procédés qui a donné lieu aux préventions et aux critiques indiscrètes qu'on s'est permises contre cette nouvelle méthode. Ces procédés, s'ils n'étaient pas raisonnés, paraîtraient comme des grimaces aussi absurdes que ridicules, auxquelles il serait en effet impossible d'ajouter foi. Déterminés et prescrits d'une manière positive, ils deviendraient, par une observance trop scrupuleuse, le sujet d'une superstition : et j'oserais dire qu'une grande partie des cérémonies religieuses de l'antiquité paraissent être des restes de cet empirisme. Tous ceux d'ailleurs qui ont voulu s'assurer par leur propre expérience de la réalité du magnétisme en le pratiquant sans en connaître les principes, se sont trouvés repoussés faute d'avoir obtenu le succès qu'ils attendaient; s'imaginant que les effets devaient être le résultat immédiat des procédés, comme ceux de l'électricité ou des opérations chimiques.

En considérant que l'influence réciproque est générale entre les corps, que l'*aimant* nous représente le modèle de cette loi universelle, et que le corps animal est susceptible de propriétés analogues à celles de l'aimant, je crois assez justifier la dénomination de *magnétisme animal* que j'ai adoptée pour désigner tant le système ou la doctrine des influences, en général, que ladite propriété du corps animal, ainsi que le remède et la méthode de guérir.

Cela peut suffire pour démontrer qu'on ne doit pas confondre le magnétisme avec les phénomènes qui ont pu donner lieu à ce qu'on veut appeler l'*électricité animale*.

Je vois avec regret qu'on abuse légèrement de cette dénomination : dès qu'on s'est familiarisé avec le mot *magnétisme*, on se flatte d'avoir l'idée de la chose, tandis qu'on n'a que l'idée du mot.

Tant que mes découvertes ont été mises au rang des chimères, l'incrédulité de quelques savants me laissait toute la gloire de l'invention; mais depuis qu'ils ont été forcés d'en reconnaître l'existence, ils ont affecté de m'opposer les ouvrages de l'antiquité, où se trouvent les mots *fluide universel*, *magnétisme*, *influence*, etc. Ce n'est pas des mots dont il s'agit, c'est de la chose, et surtout de l'utilité de son application.

On trouvera dans le corps de ma doctrine que l'homme, comme objet principal de notre contemplation dans la nature, peut être considéré en raison des parties constitutives de son mécanisme, et en raison de sa conservation. Sous le premier rapport, on comprend les instruments du mouvement et des sensations, qui déterminent les fonctions et les facultés; j'ai donné à cet égard mes idées sur les nerfs, la fibre musculaire, l'irritabilité, les sens, etc.

Sous le point de vue de la conservation, l'homme est considéré dans les divers états où il parcourt la carrière de son existence : comme dans l'état de sommeil, où il commence à exister; ensuite dans l'état de veille, où il fait usage de ses sens, et continue d'exister, mais en relation avec les autres êtres qui l'environnent; enfin dans l'état de santé et de maladie.

La vie de tous les êtres dans l'univers n'est qu'une : elle consiste dans le mouvement de la matière la plus déliée. La mort est le repos, ou la cessation du mouvement. On verra que la marche naturelle et inévitable est de passer de l'état de fluidité à celui de solidité; que le terme naturel de la vie de l'homme est déterminé et fixé par son organisation et sa vie même; que la maladie peut rapprocher ce terme, en empêchant le mouvement et en avançant la consolidation. Il s'agit ici de connaître les moyens de retarder ce terme fatal.

L'homme est doué de la faculté de sentir. C'est par les sensations et leurs effets qu'il existe en rapport avec d'autres matières et avec les êtres qui se trouvent hors de lui. La diversité des organes appelés *les sens*, le rend susceptible d'éprouver les effets des différentes matières dont il est environné. Le principe qui l'anime et qui le rend actif est déterminé par les sensations, et toutes les actions sont des résultats des sensations.

Indépendamment des organes connus, nous avons encore d'autres organes propres à recevoir des sensations; nous ne nous doutons pas de leur existence, à cause de l'habitude prédominante où nous sommes de nous servir des premiers d'une manière plus apparente, et parce que des impressions fortes auxquelles nous sommes accoutumés dès le premier âge absorbent des impressions plus délicates, et ne nous permettent pas de les apercevoir.

D'après les expériences et les observations faites, il y a de fortes raisons pour croire que nous sommes doués d'un sens *intérieur* qui est en relation avec l'ensemble de l'univers, et qui pourrait être considéré comme une *extension* de la vue.

S'il est possible d'être affecté de manière à avoir l'idée d'un être à une distance infinie, ainsi que nous voyons les étoiles dont l'impression nous est transmise en ligne droite, par la sensation et la continuité d'une matière co-existante entre elles et nos organes, ne serait-il pas également possible qu'au moyen d'un organe interne, par lequel nous sommes en contact avec tout l'univers, nous fussions affectés par des êtres dont le mouvement successif serait propagé jusqu'à nous en ligne courbe ou oblique, en un mot, dans une direction quelconque? S'il est vrai, comme j'essaierai de le prouver, que nous soyons affectés par l'enchaînement des êtres et des événements qui se succèdent, on comprendra la possibilité des pressentiments et d'autres phénomènes, tels que les prédictions, les prophéties, les oracles des sibylles, etc.

D'après ma théorie sur les *crises*, c'est en observant avec plus d'attention le développement aussi négligé que contrarié des maladies chroniques, que j'ai reconnu le phénomène d'un sommeil critique, dont les modifications infiniment variées se sont montrées assez souvent à mes yeux pour ouvrir une nouvelle carrière à mes observations sur la nature et les propriétés de l'homme.

Le sommeil de l'homme n'est pas un état négatif ou la simple absence de la veille : des modifications de cet état m'ont appris que les facultés dans l'homme endormi, non seulement ne sont pas suspendues, mais qu'elles agissent souvent avec plus de perfection que lorsqu'il est éveillé. On observe que certaines personnes endormies marchent, se conduisent et produisent les actes les mieux combinés, avec la même réflexion, la même attention, et autant d'exactitude que si elles étaient éveillées. On est encore plus surpris de voir les facultés qu'on nomme *intellectuelles* être portées à un tel degré, qu'elles surpassent infiniment celles qui sont les plus cultivées dans l'état ordinaire.

Dans cet état de crise, ces êtres peuvent prévoir l'avenir, et se rendre présent le passé le plus reculé. Leurs sens peuvent s'étendre à toutes les distances et dans toutes les directions, sans être arrêtés par aucun obstacle. Il semble enfin que toute la nature leur soit présente. La volonté même leur est communiquée indépendamment de tous les moyens de convention. Ces facultés varient dans chaque individu; le phénomène le plus commun est de voir l'intérieur de leur corps, et même celui des autres, et de juger avec la plus grande exactitude les maladies, leur marche, les remèdes nécessaires et leurs effets. Mais il est rare de voir toutes ces facultés réunies dans le même individu.

Mon intention n'est pas d'entrer ici dans le détail des faits multipliés que présente l'histoire, qu'une longue expérience m'a personnellement fournis, et qui se renouvellent chaque jour sous les yeux de ceux qui font usage de mes principes; j'ai voulu seulement donner une idée sommaire et précise des phénomènes sans nombre que la nature de l'homme ne cesse d'offrir à l'observateur attentif. Quelques uns de ces faits ont été connus de tous temps sous diverses dénominations, et particulièrement sous celle de *somnambulisme;* quelques autres ont été entièrement négligés; d'autres enfin ont été soigneusement cachés.

Ce qui est certain, c'est que ces phénomènes aussi anciens que les infirmités des hommes, ont toujours étonné et le plus souvent égaré l'esprit humain : la disposition que celui-ci manifeste sans cesse à regarder comme des substances les modifications dont il n'entrevoit pas le mécanisme, le portent également à attribuer à des esprits ou à des principes surnaturels des effets dont son inexpérience l'empêche de démêler les vraies causes : selon qu'ils étaient heureux ou funestes, d'après les apparences, ils ont caractérisé ces principes comme bons ou mauvais; et selon qu'ils déterminaient l'espérance ou la crainte, la superstition et l'ignorante crédulité les rendaient tour à tour sacrés ou criminels. Ils ne servirent que trop souvent à provoquer de grandes révolutions; la charlatanerie politique et religieuse des différents peuples y puisa ses ressources et ses moyens.

En observant ces phénomènes, en réfléchissant sur la facilité avec laquelle les erreurs naissent, se multiplient et se succèdent, personne ne pourra méconnaître la source des opinions sur les oracles, les inspirations, les sibylles, les prophéties, les divinations, les sortiléges, la magie, la démonurgie des anciens; et de nos jours, sur les possessions et les convulsions.

Quoique ces différentes opinions paraissent aussi absurdes qu'extravagantes, elles ne portent pas tout-à-fait sur des chimères; tout n'y est point prestige; elles sont souvent les résultats de l'observation de certains phénomènes de la nature qui, faute de lumière ou de bonne foi, ont été successivement défigurés, enveloppés ou mystérieusement cachés. Je puis prouver aujourd'hui que ce qu'il y a toujours eu de vrai dans les faits dont il s'agit doit être rapporté à la même cause, et qu'ils ne doivent être considérés que comme autant de modifications de l'état appelé *somnambulisme*.

Depuis que ma méthode de traiter et d'observer les maladies a été mise en pratique dans les différentes parties de la France, plusieurs personnes, soit par un zèle imprudent, soit par une vanité déplacée, et sans égard pour les réserves et les précautions que j'avais jugées nécessaires, ont donné une publicité prématurée aux effets et surtout à l'explication de ce sommeil critique ; je n'ignore pas qu'il en est résulté des abus, et je vois avec douleur les anciens préjugés revenir à grands pas.

Nous avons encore présentes les persécutions que le fanatisme trop crédule exerça, dans les siècles de l'ignorance, sur les personnes qui avaient le malheur de devenir les sujets de ces prodiges, ou qui en étaient les ministres. Il est de même à craindre qu'ils ne soient aujourd'hui victimes du *fanatisme de l'incrédulité* : on ne les punira pas comme idolâtres ou sacriléges, mais on les traitera peut-être comme des imposteurs et perturbateurs du repos public.

Comme l'ignorance est, dans toutes les suppositions, la source des injustices et du mal moral, j'ai cru nécessaire de produire mes pensées sur la nature d'un phénomène si propre à nous égarer, et qui, quoique toujours sous nos yeux, a constamment été méconnu.

A l'égard des effets du magnétisme animal, et notamment du sommeil critique, qui est un des phénomènes les plus frappants de son application, la société, en France, peut être divisée en trois classes.

Dans la première sont ceux qui ignorent absolument tous les faits relatifs à ce phénomène, ou qui, soit par indifférence, soit par un intérêt mal entendu, s'obstinent à fermer les yeux sur tout ce que l'histoire et l'observation leur présentent. Ce serait vouloir expliquer les couleurs aux aveugles-nés, que d'entreprendre l'instruction de ceux-là.

Je vois dans la seconde classe ceux qui, après avoir pris une exacte connaissance de mes principes, les ont médités, ou en ont fait usage et en obtiennent chaque jour la confirmation par leur propre expérience : je ne puis que les inviter à la persévérance, et j'ai la confiance que cet écrit ajoutera quelque chose à leurs lumières.

Je comprends enfin dans la troisième classe ceux qui, par des observations constantes et multipliées, se sont assurés de la réalité des faits ; mais qui, ne pouvant en expliquer les causes et voulant sortir de l'état pénible de l'étonnement, au lieu d'avoir recours à mes principes, ont préféré les illusions de la métaphysique. C'est pour eux essentiellement que j'écris ; qu'ils veuillent bien me lire sans prévention, et ils ne tarderont pas à reconnaître que tout est explicable par des lois mécaniques prises dans la nature, et que tous les effets appartiennent aux modifications de la *matière* et du *mouvement*.

Je pense que j'aurai rempli cette tâche importante, si l'on trouve dans le cours de ce mémoire une solution satisfaisante aux questions qui suivent et dans lesquelles je crois avoir prévu les difficultés les plus épineuses.

1° Comment l'homme endormi peut-il juger et prévoir ses maladies, et même celles des autres?

2° Comment, indépendamment de toute instruction, peut-il indiquer les moyens les plus propres à la guérison?

3° Comment peut-il voir les objets les plus éloignés, et pressentir les événements?

4° Comment l'homme peut-il recevoir l'impression d'une autre volonté que la sienne?

5° Pourquoi l'homme n'est-il pas toujours doué de ces facultés?

6° Comment sont-elles susceptibles de perfectibilité ?

7° Pourquoi cet état est-il plus fréquent et paraît-il être plus parfait depuis que l'on emploie les procédés du magnétisme animal?

8° Quels ont été les effets de l'ignorance de ce phénomène, et quels sont-ils encore aujourd'hui?

9° Quels sont les inconvénients résultant de l'abus qu'on en peut faire?

Pour que je puisse répondre à ces questions d'une manière précise, je crois devoir en faciliter l'intelligence et l'explication par une exposition abrégée des principes généraux puisés dans ma théorie, principes dont quelques uns sont déjà connus du lecteur.

L'*univers* est l'ensemble de toutes les parties

co-existantes de la matière qui remplit l'espace. D'après cette idée il existe autant de matière que l'espace peut en contenir, et elle est dans un état égal de continuité. Toutes les parties de la matière sont en repos ou en mouvement entre elles, par conséquent elles sont ou fluides ou solides.

La fluidité et la solidité doivent être considérées comme un état relatif du mouvement et du repos des particules entre elles; et dans *ces relations seules* se trouve la raison de toutes les formes et propriétés possibles. Les solides supposent une figure, et les figures des interstices qui sont remplis de la matière moins solide ou plus déliée; celle-ci, consistant dans de petites masses d'une forme déterminée, présente encore des interstices à une matière plus fluide : ces divisions entre les interstices et les fluides, ainsi qu'il a été dit, se succèdent par une sorte de gradation, jusqu'à la dernière des subdivisions de la matière, que je nomme *élémentaire* ou *primordiale:* celle-là est seule d'une fluidité absolue, et les interstices ne sont plus occupés, puisqu'il n'existe pas de matière plus subtile.

La mobilité de la matière étant en raison inverse de l'absence de la cohésion, cette mobilité doit répondre à sa subtilité : conséquemment la plus fluide et la plus subtile doit être douée de la mobilité la plus éminente. Les trois ordres de fluidité qui tombent sous nos sens, l'*eau*, l'*air* et l'*éther,* nous confirment cette progression.

Il est nécessaire de se rappeler ici qu'il y a entre l'éther et la matière élémentaire des séries de matière d'une fluidité graduée, capables de pénétrer et de remplir tous les interstices.

Chacun des trois fluides qui nous sont connus est susceptible d'être *le conducteur d'un mouvement particulier proportionné au degré de fluidité.* L'eau, par exemple, peut recevoir les modifications de la chaleur; l'air, tous les mouvements de vibration qui peuvent produire le son, l'harmonie et ses modulations. L'éther en mouvement constitue la lumière même. Ses modifications sont déterminées par les formes, les surfaces, les rapports des distances et des lieux. Outre cela, l'eau et l'air peuvent renfermer dans leurs interstices des particules d'une gravité spécifique analogue, et devenir ainsi les véhicules des corpuscules qui, moyennant leur *configuration,* sont capables de produire tels ou tels effets.

Placé au milieu de ces différents fluides, l'homme est doué d'organes auxquels aboutissent les extrémités des nerfs en plus ou moins grande quantité; ces nerfs sont plus ou moins exposés au contact des différents *ordres de fluides* dont ils reçoivent les impressions. Quelques uns de ces organes, tels que ceux du tact, du goût et de l'odorat, reçoivent ces impressions par une application *immédiate* de la matière ou du mouvement; les autres, comme la vue et l'ouïe, sont affectés par la commotion des *milieux* dont la cause peut être à toute distance. Ces organes sont appelés les *sens;* leur structure est telle, que chacun d'eux peut être affecté d'un ordre de matières à l'exclusion de toute autre.

L'œil offre au mouvement de l'éther, par l'expansion du nerf optique, une surface unie, capable de recevoir et de retracer l'*ensemble* des formes, des figures, des couleurs et des situations; et par sa structure composée de parties diaphanes et opaques, il peut empêcher l'accès de toute autre substance fluide. L'oreille présente dans sa structure des parties distinctes et tellement disposées, qu'elles répondent à toutes les proportions et à tous les degrés d'*intensité* du ton et du son.

Le tact éprouve au contraire toutes les nuances des *résistances* et des impressions des corps qui lui sont immédiatement appliqués. Le goût est affecté par la *figure* des particules qui, atténuées par le liquide, s'insinuent dans les pores que leur présente la superficie de la membrane de cet organe, dont elles touchent les extrémités nerveuses. L'organe de l'odorat reçoit de la même manière l'impression, par la *figure* des corpuscules qui lui sont amenés et appliqués par l'air.

Cette variété de dispositions était nécessaire pour que, plongés dans un océan de fluides, nous pussions ne pas confondre, et distinguer même avec la plus grande justesse, les effets des différentes matières et les mouvements déterminés par les divers objets; la structure et le mécanisme particulier de chaque organe ne les rendent ainsi susceptibles que d'une seule fonction.

Nous sommes donc, par le nombre et la propriété de chacun de nos sens, bornés à être en rapport avec les seules combinaisons et modifications de la matière, dont l'ordre est relatif à notre conservation. Cette réflexion me porte à penser qu'il existe des animaux doués d'organes différents des nôtres, et dont les facultés les mettent en relation avec des matières d'un ordre différent de celles qui nous affectent.

Voilà ce que je puis dire de plus succinct sur la diversité des effets produits à l'extrémité des nerfs.

Il s'agit d'examiner actuellement ce qui s'opère dans leur *substance* intime. Je n'y vois que des *mouvements*, aussi variés que l'est l'action des différentes matières sur les sens externes. Mais nous n'avons point de mots qui puissent en exprimer toutes les nuances. Ces mouvements ainsi modifiés, reçus d'abord à la superficie, sont propagés vers un centre commun formé par la réunion et l'entrelacement des nerfs, dont les extrémités que nous appelons *les sens* ne doivent être considérées que comme des prolongements. Par cette réunion plusieurs fois répétée dans l'organisation animale, ces mouvements se mêlent, se confondent, se modifient. C'est cet ensemble qui constitue l'organe que j'appelle le *sens interne;* ce qui en résulte est ce que nous appelons *sensations*. Ces mêmes mouvements, ainsi communiqués aux muscles moteurs, déterminent les actions.

Pour bien concevoir ce grand phénomène des sensations, il importe de réfléchir sur la fidélité et la justesse avec laquelle se propagent et se répètent le son et la lumière; d'observer comment leurs rayons et leurs mouvements les plus multipliés et les plus combinés se croisent sans se détruire ni se confondre; en sorte que dans quelque point que se trouve placé l'œil ou l'oreille, ces organes reçoivent avec exactitude le détail et l'ensemble des effets les plus compliqués.

J'ai dit qu'entre l'éther et la matière élémentaire il existait des séries de matière qui se succèdent en fluidité, et qui, par leur subtilité, peuvent pénétrer et remplir tous les interstices.

Parmi ces matières fluides, il en est UNE essentiellement correspondante et en continuité avec celle qui anime les nerfs du corps animal, et qui, se trouvant mêlée et confondue avec les différents ordres de fluides dont j'ai parlé, doit les accompagner, les pénétrer, et conséquemment participer de tous leurs mouvements particuliers; ELLE devient comme le conducteur direct et immédiat de tous les genres de modifications qu'éprouvent les fluides destinés à faire impression sur les sens externes, et tous ces effets appliqués à la substance même des nerfs sont ainsi rapportés à l'organe interne des sensations.

On doit concevoir par cet aperçu comment il est possible que tout le système des nerfs devienne *œil* à l'égard des mouvements qui représentent les couleurs, les formes, les figures; *oreille* à l'égard des mouvements qui expriment les proportions des oscillations de l'air; et enfin les organes du tact, du goût, de l'odorat pour les mouvements produits par le contact immédiat des formes, des figures.

C'est encore en réfléchissant sur la ténuité et la mobilité de la matière, et l'exacte contiguïté avec laquelle elle remplit tout l'espace, qu'on peut concevoir qu'il n'arrive aucun mouvement ou déplacement dans ses moindres parties qui ne réponde, à un certain degré, à toute l'étendue de l'univers.

On en conclura donc que, comme il n'y a ni être ni combinaison de matière qui, par les rapports sous lesquels ils existent avec l'ensemble, n'impriment un effet sur toute la matière environnante et sur le milieu dans lequel nous sommes plongés, il s'ensuit que tout ce qui a une existence peut être senti, et que les corps animés, se trouvant en contact avec toute la nature, ont la faculté d'être sensibles aux êtres comme aux événements qui se succèdent.

Indépendamment des impressions que les objets font sur nos sens, en raison de leurs figures et de leurs mouvements, nous apercevons encore la sensation de l'*ordre* et des *proportions* qui s'y trouvent. Cette sensation est exprimée par différentes dénominations selon les organes qui la reçoivent, tels le *beau* pour la vue, l'*harmonieux* pour l'ouïe, le *doux* pour le goût, le *suave* pour l'odorat, et l'*agréable* pour le tact. A partir de ces points de comparaison, il existe une multitude de nuances qui s'éloignent plus ou moins de la perfection.

Nous sommes doués d'une faculté de sentir dans l'harmonie universelle les *rapports* que les *événements* et les êtres ont avec notre *conservation*. Cette faculté nous est commune avec les autres animaux, quoique nous en fassions moins usage que ceux-ci, parce que nous y substituons ce que nous appelons la *raison*, qui dépend absolument des sens externes. Nous apercevons de même, par le sens interne, les proportions non seulement des surfaces, mais encore de leur structure intime ainsi que de leurs parties constitutives, et nous pouvons saisir soit l'*accord*, soit la *dissonance* que les substances ont avec notre organisation. Cette faculté est ce que nous devons nommer l'*instinct* : elle est d'autant plus parfaite, cette faculté, qu'elle est indépendante des sens externes, qui, pour en jouir, ont besoin d'être rectifiés l'un par l'autre, à cause de la différence de leur mécanisme.

C'est par l'extension ainsi expliquée de l'instinct que l'homme endormi peut avoir l'intuition des maladies et distinguer parmi toutes les substances celles qui conviennent à sa conservation et à sa guérison.

Je puis expliquer de la même manière un fait qui paraîtra plus étonnant, *la communication de la volonté*. En effet, cette communication ne peut avoir lieu entre deux individus, dans l'état ordinaire, que lorsque le mouvement résultant de leurs pensées est propagé du centre aux organes de la voix et aux parties servant à exprimer les signes naturels ou de convention : ces mouvements sont alors transmis à l'air ou à l'éther, comme milieux intermédiaires, pour être reçus et sentis par les organes des sens externes. Ces mêmes mouvements, ainsi modifiés par la pensée dans le cerveau et dans la substance des nerfs, étant communiqués en même temps à la série d'un fluide subtil avec lequel cette substance des nerfs est en continuité, peuvent, indépendamment et sans le concours de l'air et de l'éther, s'étendre à des distances indéfinies et se rapporter *immédiatement* au sens interne d'un autre individu. On concevra par là comment les volontés de deux personnes peuvent se communiquer par leurs sens internes ; par conséquent, comment il peut exister une réciprocité, un accord, une sorte de *convention* entre deux volontés, ce qu'on peut appeler *être en rapport.*

Il paraît sans doute plus difficile d'expliquer comment il est possible d'avoir le sentiment de faits qui n'existent pas encore, ou d'autres entre lesquels il s'est écoulé de longs intervalles.

Essayons d'abord de rendre cette idée sensible par une comparaison prise dans l'état ordinaire. Placez un homme sur une éminence d'où il découvre une rivière et un bateau qui en suit le cours : il aperçoit du même coup d'œil l'espace déjà parcouru par ce bateau et celui qu'il va parcourir. Étendez cette faible image d'un aperçu du passé et de l'avenir ; en vous rappelant que l'homme, étant par le sens interne en contact avec toute la nature, se trouve toujours placé de manière à sentir l'enchaînement des causes et des effets, vous comprendrez que voir le passé n'est autre chose que sentir la cause par l'effet, et que prévoir l'avenir, c'est sentir l'effet par la cause, quelque distance que nous puissions supposer entre la première cause et le dernier effet.

D'ailleurs tout ce qui *a été* a laissé des traces quelconques ; de même ce qui *sera* est déjà déterminé par l'ensemble des causes qui doivent le réaliser : ce qui conduit à l'idée que dans l'univers tout est présent, et que le passé et l'avenir ne sont que différentes relations des parties entre elles.

Comme ce genre de sensations ne peut s'acquérir que par la médiation des fluides, qui sont aussi supérieurs en subtilité à l'éther que celui-ci peut l'être à l'air commun, les expressions me manquent autant que si je voulais expliquer les couleurs par les sons ; il faut y suppléer par les réflexions qu'on peut faire sur les *présensations* constantes des hommes et surtout des animaux dans les grands événements de la nature à des distances inaccessibles pour leurs organes apparents ; sur l'attrait irrésistible des oiseaux et des poissons pour des voyages périodiques, et enfin sur tous les phénomènes relatifs que nous présente le sommeil critique de l'homme.

Mais pourquoi, dira-t-on, l'état du sommeil de l'homme est-il plus propre que celui de la veille à nous fournir ces exemples?

Le sommeil naturel et parfait de l'homme est l'état où les fonctions des sens sont suspendues, c'est-à-dire où la continuité du *sensorium commune* avec les organes des sens externes est interrompue : il s'ensuit la cessation de toutes les fonctions qui, médiatement ou immédiatement, dépendent des sens externes, comme l'imagination, la mémoire, les mouvements volontaires des muscles, des membres, la parole, etc. Lorsque l'homme est en santé, ce sommeil est régulier et périodique.

Mais par une sorte d'irrégularité dans l'économie animale et par différentes irritations intérieures, il peut arriver que les fonctions qu'on nomme *animales* ne soient pas *entièrement* arrêtées, et que certains mouvements des muscles, ainsi que l'usage de la parole, soient entretenus chez l'homme endormi. Dans les deux états de sommeil, les impressions des matières ambiantes ne se font pas sur les organes des sens externes, mais directement et immédiatement sur la substance même des nerfs. Le sens interne devient ainsi *le seul organe des sensations*. Ces impressions se trouvant indépendantes des sens externes, elles deviennent alors sensibles par cela même qu'elles sont seules. Comme la loi immuable des sensations est que la plus forte efface la plus faible, celle-ci peut être sensible dans l'absence d'une plus forte. Si l'impression des étoiles n'est pas sensible à notre vue pendant le jour comme elle nous l'est pendant la nuit, quoique leur action soit la même, c'est qu'elle est alors effacée par l'impression supérieure de la présence du soleil.

On peut dire que dans l'état de *sommeil*, l'homme sent ses rapports avec toute la nature. Comme nous ne pourrions avoir aucune idée des connaissances de l'homme le plus instruit, s'il ne parlait ou n'était pas entendu, je conviens qu'il serait difficile de persuader de l'existence de ce phénomène, s'il ne se trouvait des individus qui, pendant leur sommeil et par l'effet d'une maladie ou d'une *crise*, conservent la faculté de nous rendre, tant par leurs actions que par leurs expressions, ce qui se passe en eux.

Supposons pour un moment un peuple qui, à l'instar de quelques animaux, s'endorme nécessairement au coucher du soleil pour ne se réveiller qu'après son retour sur l'horizon : il n'aurait aucune idée du magnifique spectacle de la nuit, et croirait l'existence des choses bornée aux objets sensibles pendant le jour. Si dans cet état on apprenait à ce peuple qu'il existe au milieu de lui des hommes en qui cet ordre habituel a été troublé par des causes de maladies, et qui s'étant réveillés pendant la nuit, ont reconnu à des distances infinies des corps lumineux innombrables, et pour ainsi dire de nouveaux mondes, on les traiterait sans doute comme des visionnaires, en raison de la prodigieuse différence de leurs opinions. Tels sont cependant aujourd'hui, aux yeux de la multitude, ceux qui prétendent que, dans le sommeil, l'homme a la faculté d'étendre ses sensations.

L'état de crise dont je parle étant *intermédiaire* entre la veille et le sommeil parfait, il peut se rapprocher plus ou moins de l'une ou de l'autre; il est susceptible par là de divers degrés de perfection. Si cet état est plus près de la veille, il participe alors de la mémoire et de l'imagination; il éprouve les effets des sens externes : ces impressions se trouvant ainsi confondues avec celles du sens interne au point quelquefois de les dominer, elles ne peuvent être considérées dans ce cas que comme des *rêveries*. Mais lorsque cet état est le plus rapproché du sommeil, les assertions des somnambules étant alors le résultat des impressions reçues directement par le sens *interne* à l'exclusion des autres, on peut les regarder comme fondées dans la proportion de ce rapprochement.

La perfection de ce sommeil critique varie encore en raison de la marche et du période de la crise, comme aussi par le caractère, le tempérament et les habitudes des sujets ; mais singulièrement par une sorte d'éducation qu'on peut leur donner dans cet état, et par la manière dont on dirige leurs facultés : on peut les comparer à cet égard à un télescope dont l'effet varie comme les moyens de l'ajuster.

Quoique, dans l'état du sommeil critique, la substance des nerfs soit affectée immédiatement, en sorte que l'homme n'agisse que d'après le sens interne, néanmoins les *effets* de diverses matières sont rapportés aux organes des sens internes qui leur sont particulièrement destinés : ainsi, quand le somnambule dit qu'il voit, ce ne sont pas ses yeux proprement dits qui sentent les modifications de l'*éther;* mais il rapporte à la *vue* les impressions que lui représentent les mouvements de la lumière, telles que les formes, les figures, les couleurs, les situations. Lorsqu'il dit qu'il entend, ce n'est pas non plus par les oreilles qu'il reçoit les modulations de l'air; mais il rapporte simplement à l'ouïe ces *mouvements* relatifs dont il éprouve l'impression. Il en est de même des autres organes, et il fait ainsi une sorte de traduction pour exprimer ses idées dans la langue formée pour le sens interne. Il s'ensuit que comme il fait toujours usage d'une langue qu'on peut dire empruntée, il est facile de s'y méprendre, et qu'il faut l'expérience d'un bon observateur pour l'entendre et le bien interpréter.

Je dois dire encore que la perfection de cette sensation dépend essentiellement de deux conditions : l'une est la suspension totale de l'action des sens externes; l'autre est la disposition de l'organe du sens interne.

Lorsque j'ai dit que cet organe consiste dans l'union et l'entrelacement des nerfs, je n'ai pas entendu que ce fût un seul point ou centre unique, ni une région circonscrite, mais bien le système nerveux en entier, c'est-à-dire l'ensemble composé de tous les points de réunion, tels que le cerveau, la moelle épinière, les plexus et les ganglions. Ces différentes parties, à l'égard de leurs fonctions, peuvent être considérées, séparément ou dans leur ensemble, comme différents instruments de musique, dont l'harmonie dépend de leur parfait accord, ou être comparées aux effets que produirait à nos yeux une glace exposée à différentes directions, dont la surface serait plus ou moins polie, terne, enveloppée de vapeurs ou même brisée. Je puis enfin, pour me rapprocher encore plus de la vérité et donner une juste idée de la perfection du sens interne, considérer tous les points qui le constituent comme étant soumis à la même loi, dépendant les uns des autres, et tendant également à former un tout bien ordonné; je puis, dis-je, les comparer à un liquide dont toutes les parties étant en équilibre parfait et offrant une surface exactement unie, sont capables de retracer fidèlement tous les objets. Comme il est clair que tout changement dans cet équilibre et dans ses proportions doit en altérer les effets, de même la perfection des sensations est toujours altérée dans la proportion des troubles qui agitent le corps animal dans les maladies et dans les moments de crises.

Il est essentiel de dire ici que tous les genres d'aliénation de l'esprit ne sont que des nuances d'un sommeil imparfait. La folie, par exemple, existe lorsque divers viscères sont tellement obstrués, que leurs fonctions sont suspendues, et qu'ils sont par conséquent réduits à un état *soporeux*, tandis que les organes naturels du sommeil sont dans une action continuelle et irrégulière, et que le sommeil ainsi déplacé occupe les parties affectées par la maladie. La guérison peut s'opérer alors par l'action du magnétisme animal; les obstructions et les obstacles qui s'opposaient à l'harmonie du *sensorium commune* seront levés et ces parties retirées de leur état soporeux, de manière que le sommeil nécessaire soit, pour ainsi dire, transporté aux organes destinés aux fonctions animales et à celles des sens.

On voit combien il est important de distinguer dans les maladies le sommeil symptomatique, du sommeil critique.

Par une suite de ces explications et de ce que j'ai dit des anciens préjugés, il est aisé d'entrevoir à combien d'erreurs et d'abus s'exposent les observateurs de cet état, lorsqu'ils lui accordent une confiance trop étendue.

Il me reste encore à dire pourquoi l'état de somnambulisme est plus fréquent et présente plus de perfection depuis qu'on emploie mes principes : la raison en est que le magnétisme détermine un mouvement tonique qui pénètre toutes les parties du corps, en vivifie les nerfs, et ranime le jeu de tous les ressorts de la machine. J'ai déjà comparé cette action à celle d'un courant d'eau ou d'air dirigé sur les parties mobiles d'un moulin : c'est cette action qui provoque les crises nécessaires à la guérison de toutes les maladies : ces crises participent le plus souvent du sommeil dont j'ai parlé ; et comme l'action qui les a produites tend à rétablir l'harmonie dans tous les organes et viscères, elle produit aussi nécessairement l'effet inséparable de *perfectionner les sensations*. Enfin les facultés de l'homme sont manifestées par les effets du magnétisme, comme les propriétés des autres corps sont développées par les procédés du feu gradué employé par la chimie.

Il résulte de ces principes et de ces développements que les anciennes opinions ne sont pas à dédaigner parce qu'elles sont associées à quelques erreurs ; que les phénomènes du somnambulisme ont été aperçus de tout temps, et dénaturés selon les préjugés du siècle auquel ils appartenaient; que l'homme a toujours été imparfaitement connu, surtout dans son état de maladie; et que les facultés extraordinaires qui se manifestent en lui, ne doivent être regardées que comme l'*extension de ses sensations et de son instinct.*

D'après tout ce que je viens de faire connaître du magnétisme comme *agent* direct et immédiat sur les nerfs et sur la fibre musculaire, instruments des sensations et du mouvement dans le corps animal; d'après les preuves que j'ai établies que c'est dans l'action seule de la fibre animée par ce même agent que réside la cause générale de la qualité des humeurs, ainsi que de leur circulation; que c'est enfin lui qui, dans tous les cas de maladie, en déterminant des crises salutaires, rectifie les aberrations dans les fluides et dans les solides, on comprendra que je suis fondé à le considérer comme moyen *unique* et *universel* de préserver des maladies et d'en obtenir la guérison, toutefois lorsqu'elle n'est pas devenue absolument impossible, comme lorsque des parties du corps sont désorganisées ou détruites, ou que l'individu malade est privé des ressources essentielles à l'action de la machine et au jeu de l'économie animale.

Car quoiqu'on puisse affirmer que l'application du magnétisme suffit pour opérer la cure de *toute espèce* de maladie, il serait insensé de prétendre guérir de même *tous* les individus malades. Il faut donc prendre dans le sens possible ce que j'appelle l'*universalité* de ce moyen de guérir.

Toute cause physique suppose certaines conditions nécessaires pour que l'effet puisse avoir lieu. Dans les cas dont je viens de parler, comment réussirait-on s'il existe des obstacles qui empêchent l'action de la cause?

Cette loi de la nature est ce qui rend indispensable pour la pratique du magnétisme une théorie saine de l'économie animale, et le secours des lumières que donne l'étude de la médecine.

Pourquoi cette découverte annoncée depuis vingt ans, soutenue des épreuves les plus authentiques, défendue par les hommes les plus estimables, par les faits les plus multipliés dans toutes les parties de la France; pourquoi, dis-je, une découverte si importante par son étendue et si précieuse par ses effets, n'a-t-elle produit qu'une opinion si incertaine? C'est que mes assertions, les procédés et les effets apparents du magnétisme animal semblaient rappeler d'anciennes opinions, d'anciennes pratiques justement regardées depuis longtemps comme des erreurs et des jongleries. La plupart des hommes consacrés aux sciences et à l'art de guérir n'ont considéré ma découverte que sous ce point de vue : entraînés par ces premières impressions, ils ont négligé de l'approfondir. D'autres excités par des motifs personnels, par l'intérêt de corps, n'ont voulu voir dans ma personne qu'un adversaire qu'ils devaient abattre. Pour y parvenir, ils ont d'abord employé l'arme si puissante du ridicule, celle non moins active et plus odieuse de la calomnie; enfin la publicité immodérée d'un rapport qui sera dans tous les temps un monument peu honorable pour ceux qui ont osé le signer. D'autres personnes, enfin, et le nombre en est assez grand, convaincues, soit par leur propre expérience, soit par celle d'autrui, se sont exaltées et livrées à de telles exagérations qu'elles ont rendu tous les faits incroyables. Il en est résulté pour la multitude faible et sans instruction, des illusions et des craintes sans fondement. Voilà quelles ont été jusqu'à présent les sources de l'opinion publique contre ma doctrine.

Supérieur à tant d'obstacles et de contradictions, j'ai cru nécessaire au progrès des sciences, plus encore au succès du magnétisme, de publier mes idées sur l'organisation et l'influence respective des corps. J'abandonne volontiers ma théorie à la critique, déclarant que je n'ai ni le temps ni la volonté de répondre. Je n'aurais rien à dire à ceux qui, incapables de me supposer de la droiture et de la générosité, s'attacheraient à me combattre avec des dispositions purement hostiles, ou sans rien substituer de mieux à ce qu'ils voudraient détruire ; et je verrais avec plaisir de meilleurs génies remonter à des principes plus solides, plus lumineux ; des talents plus étendus que les miens découvrir de nouveaux faits, et rendre par leurs conceptions et leurs travaux ma découverte encore plus intéressante : en un mot, je dois désirer que l'on fasse mieux que moi. Il suffira toujours à ma gloire d'avoir pu ouvrir un vaste champ aux calculs de la science, et d'avoir en quelque sorte tracé la route de cette nouvelle carrière.

Déjà fort avancé dans celle de la vie, je veux consacrer ce qui me reste d'existence *à la seule pratique* d'un moyen que j'ai reconnu éminemment utile à la conservation de mes semblables, afin qu'elle ne soit plus désormais exposée aux chances incalculables des drogues et de leur application.

APHORISMES

DE

MESMER.

CHAPITRE PREMIER.

PRINCIPES.

1. Il existe un principe incréé, Dieu; il existe dans la nature deux principes créés, la matière et le mouvement.

2. La matière élémentaire est celle qui a été employée par le Créateur pour la formation de tous les êtres.

3. Le mouvement opère le développement de toutes les possibilités.

4. On ne peut point se faire une idée positive de la matière élémentaire; elle est placée entre l'être simple et le commencement de l'être composé : elle est comme l'unité à l'égard des quantités arithmétiques.

5. L'IMPÉNÉTRABILITÉ constitue son essence; l'impénétrabilité fait qu'une partie n'est pas l'autre.

6. La matière est indifférente à être en mouvement ou à être en repos.

7. La matière en mouvement constitue la fluidité; le repos de la matière fait la solidité.

8. Si deux ou plusieurs parties de la matière sont en repos, il résulte de cet état une combinaison.

9. L'état de la combinaison est un état relatif du mouvement ou du repos de la matière.

10. Dans ces relations seules consiste la source de toutes les variétés possibles, dans les formes et dans les propriétés.

11. Comme la matière n'est susceptible que des différentes combinaisons, les idées que nous avons de celles des nombres ou des quantités arithmétiques peuvent servir à nous faire sentir l'immensité du développement des possibilités.

12. Considérant les particules de la matière élémentaire comme des unités, on concevra aisément que ces unités peuvent s'assembler par deux, par trois, par quatre, par cinq, etc., et que de cet assemblage il résultera des sommes ou des agrégats qui peuvent être continués à l'infini.

13. Cette manière de réunir ces unités, ces agrégats, constitue la première espèce des combinaisons possibles.

14. Considérant ensuite ces premières combinaisons comme de nouvelles unités, nous aurons autant d'espèces d'unités qu'il y aura de nombres possibles, et nous pourrons concevoir encore des assemblages de ces unités entre elles.

15. Si ces assemblages ou agrégats sont formés d'unités de la même espèce, ils constituent un tout de *matière homogène*.

16. Si ces agrégats sont formés d'unités de dif-

férentes espèces, ils constituent un tout de *matière hétérogène.*

17. De ces diverses combinaisons, dont chacune peut aller à l'infini, on conçoit l'immensité de toutes les combinaisons possibles.

18. La matière proprement dite n'a par elle-même aucune propriété; elle est indifférente à toute sorte de combinaisons.

19. L'ensemble de la quantité de la matière en état de combinaison, considéré comme formant un tout, est ce que nous appelons *un corps.*

20. Si, dans la combinaison des parties constitutives d'un corps, il existe un ordre tel qu'en conséquence de cet ordre il résulte de nouveaux effets ou de nouvelles combinaisons, elles constituent un tout que nous appelons *corps organique.*

21. Si les parties de la matière sont combinées dans un tel ordre qu'il ne résulte aucun nouvel effet de cet ordre, il en résulte un tout que nous appelons *corps inorganique.*

22. Ce que nous appelons *corps inorganique* est une distinction purement métaphysique, puisque s'il ne résultait absolument aucun effet d'un corps, il n'existerait pas.

23. La matière élémentaire de toutes les parties constitutives des corps est de la même nature. Cette identité se trouve dans la dernière dissolution des corps.

24. Si nous considérons les parties constitutives des corps comme existantes les unes hors des autres, nous avons l'idée *du lieu.*

25. Les lieux sont des points imaginaires dans lesquels il se trouve ou peut se trouver de la matière.

26. La quantité de ces points imaginaires détermine l'idée de l'*espace*.

27. Si la matière change de lieu et occupe successivement différents points, ce changement ou cet acte de la matière est ce que nous appelons *mouvement*.

28. Le mouvement modifie la matière.

29. Le premier mouvement est un effet immédiat de la création, et ce mouvement donné à la matière est la seule cause de toutes les différentes combinaisons et de toutes les formes qui existent.

30. Ce mouvement primitif est universellement et constamment entretenu par les parties de la matière les plus déliées, que nous appelons *fluide*.

31. Dans tous les mouvements de la matière fluide, nous considérons trois choses: la *direction*, la *célérité* et le *ton*.

32. Le ton est le genre ou le mode de mouvement qu'ont les parties entretenues en état.

33. Il n'y a que deux sortes de directions directement opposées l'une à l'autre; toutes les autres sont composées de ces deux. Par l'une de ces directions les parties se rapprochent, et par l'autre elles s'éloignent. Par l'une s'opère la combinaison, par l'autre la disproportion.

34. L'égalité dans la force de ces deux directions fait que les parties ne s'éloignent ni ne se

rapprochent; par conséquent que'lles ne sont ni dans l'état de cohésion, ni dans celui de dissolution, ce qui constitue l'état de fluidité parfaite.

35. A mesure que les directions s'éloignent de cet état d'égalité, la fluidité diminue, et la solidité augmente, et *vice versâ*.

36. La combinaison ou la cohésion primitive s'est opérée, lorsque les directions de mouvement des parties se sont trouvées opposées, ou que leur célérité vers la même direction s'est trouvée inégale.

37. Une quantité de matière dans l'état de cohésion ou de repos, constitue la solidité ou la masse des corps.

38. La première impulsion du mouvement que la matière avait réunie dans un espace absolument plein, était suffisante pour lui donner toutes les directions et toutes les gradations de célérité possibles.

39. La matière conserve la quantité de mouvement qu'elle a réunie dans le principe.

40. Les différents genres du mouvement peuvent être considérés, ou dans les corps entiers, ou dans les parties constitutives.

41. Les parties constitutives de la matière fluide peuvent être combinées de toutes les manières possibles, et recevoir tous les genres de mouvement possibles entre elles.

42. Toutes les propriétés, soit des corps organisés, soit des corps inorganisés, dépendent de la manière dont leurs parties sont combinées, et du mouvement de ces parties entre elles.

43. Si une quantité de fluide est mise en mouvement dans une même direction, cela s'appelle *courant*.

44. Si on suppose un courant qui, en s'insinuant dans un corps, se partage en une infinité de petits courants infiniment minces, en forme de lignes, on appelle ces subdivisions *filières*.

45. Lorsque la matière élémentaire, par des directions opposées, ou par des célérités inégales, se met en repos, et acquiert quelque cohésion, il résulte de la manière dont les particules sont combinées, des intervalles ou *interstices*.

46. Les interstices des masses restent perméables aux courants ou filières de la matière subtile.

47. Tout corps plongé dans un fluide obéit à un mouvement de ce fluide.

48. Il s'ensuit que si un corps est plongé dans un courant, il est entraîné dans sa direction, ce qui n'arrive pas à un corps obéissant à plusieurs directions confuses.

49. Soit *A*-*C*-*B*. Si *A* se meut vers *B*, et si la cause du mouvement est *B*, ce serait ce qu'on appelle *attraction;* si *A* se meut en *B*, et si la cause de ce mouvement est en *C*, alors ce ne serait qu'un entraînement, ou ce qu'on peut appeler *attraction apparente*.

50. La cause de l'attraction apparente et de la répulsion est dans la direction des courants rentrants ou sortants.

51. Lorsque les filières des courants opposés s'intercalent les unes dans les autres immédiate-

ment, il y a attraction; lorsqu'elles se heurtent en opposition, il y a répulsion.

52. Attendu que tout est plein, il ne peut exister un courant sortant sans un courant rentrant, et *vice versâ*.

53. Il existe dans l'univers une somme déterminée, uniforme et constante de mouvement, qui dans le commencement est imprimée à la matière.

54. Cette impression du mouvement s'est faite d'abord sur une masse de fluide, de façon que toutes les parties contiguës du fluide ont reçu les mêmes impressions.

55. Il en est résulté deux directions opposées, et toutes les progressions des autres mouvements composés.

56. (*A*) (*B*). Tout était plein, si *A* se meut vers *B*, il faut deux choses, que *B* soit déplacé par *A*, et *A* soit remplacé par *B*.

57. Cette figure explique, 1° toutes les gradations et toutes les directions du mouvement; 2° un mouvement de rotation universel et particulier; 3° ce mouvement n'est propagé qu'à une certaine distance de l'impression primitive; 4° des courants universels et plus ou moins composés.

58. 5° Moyennant ces courants, la somme du mouvement est distribuée et appliquée à toutes les parties de la matière.

59. 6° Dans la modification des courants existe la source de toutes les combinaisons et de tous les mouvements possibles, développés et à déve-

lopper. Ainsi dans le nombre infini des combinaisons de la matière, que le mouvement de l'une ou de l'autre espèce avait hasardées, celles qui étaient parfaites, c'est-à-dire où il n'y avait point de contradiction de mouvement, ont subsisté et se sont conservées, et en se perfectionnant, sont parvenues à former des moules pour la propagation des espèces. On pourra se faire une idée de cette opération, par la comparaison des cristallisations.

60. 7° Tous les corps flottent dans un courant de la matière subtile.

61. 8° Ainsi par des directions opposées, et des célérités inégales, les particules s'étant touchées et étant restées sans mouvement, formèrent le premier degré de cohésion, une infinité de molécules plus grossières ont été amenées et appliquées aux premières plus considérables qui étaient en repos, et constituèrent une masse qui est devenue le germe et l'origine de tous les grands corps.

62. Deux particules qui sont en repos mettent un obstacle aux deux filières des courants qui leur répondent. Ces deux filières ne pouvant pas passer en droiture, se joignent en deux filières voisines, et accélèrent leur mouvement, et cette accélération est en raison de ce que les passages ou interstices sont plus rétrécis.

63. A l'approche d'un corps solide, tout courant est accéléré, et cette accélération est en raison de la compactibilité ou de la solidité de la matière.

64. Ou ces filières en passant gardent leur première direction, ou leurs parties obéissent à un mouvement confus.

65. Si ce courant, en traversant un corps, est modifié en filières séparées, et si les filières opposées, partant de deux corps, s'insinuent mutuellement dans les interstices l'une de l'autre, sans troubler leur mouvement, il en résulte l'attraction apparente ou le phénomène de l'aimant.

66. Si les filières au lieu de s'insinuer, se heurtent, ou que l'une prédomine l'autre, il en résulte la répulsion.

67. L'équilibre exige que, quand un courant entre dans un corps, un autre en sorte également; et cependant le mouvement des rayons sortants est plus faible, parce qu'ils sont divergents et épars.

68. La nature des courants universels et particuliers étant ainsi déterminée, on explique l'origine et la marche des corps célestes.

69. 1° La molécule la plus grossière que le hasard a formée, est devenue le centre d'un courant particulier.

70. 2° Le courant, à mesure qu'il a enchaîné la matière flottante dont il était environné, a grossi ce corps central, le courant a été accéléré, et il est devenu plus général, et il s'est emparé de la matière la plus grossière; cette action s'est étendue jusqu'à la distance où elle s'est trouvée contre-balancée par l'action semblable d'un autre corps central.

71. 3° Puisque l'action se faisait également de

la périphérie vers le centre, les corps sont devenus nécessairement *sphères*.

72. 4° La différence de leur masse a dépendu du hasard de la combinaison des premières molécules, qui leur a donné plus ou moins de grosseur.

73. 5° La différence de leur masse répond à l'étendue de l'espace qui se trouve entre eux.

74. 6° Comme toute la matière a reçu un mouvement de rotation, il en résulte dans chaque corps central un mouvement sur son axe.

75. 7° Comme ces corps sont excentriques relativement au tourbillon dans lequel ils sont plongés, ils s'éloignent du centre jusqu'à ce que le mouvement centrifuge soit proportionné à la force du courant qui les porte vers le centre.

76. 8° Tous les corps célestes ont une tendance réciproque les uns vers les autres, qui est en raison de leur masse et de leur distance : cette action s'exerce plus directement entre les points de leur surface qui se regardent.

77. 9° Ces corps sphériques tournant sur leur axe, et s'opposant réciproquement une moitié de leur surface, reçoivent les impressions mutuelles sur cette moitié. Ces impressions mutuelles et alternatives constituent le flux et le reflux dans chacune de leur sphère.

78. 10° Ces actions et ces rapports réciproques expliqués constituent l'influence entre tous les corps célestes. Ils sont manifestés dans les corps les plus éloignés par les effets qu'ils produisent les uns sur les autres. Ils se troublent dans leurs

révolutions, arrêtent, retardent ou accélèrent le mouvement de leurs orbites.

79. 11° Il est donc une loi constante dans la nature, c'est qu'il y a une influence mutuelle sur la totalité de ces corps, et conséquemment elle s'exerce sur toutes les parties constitutives et sur leurs propriétés.

80. Cette influence réciproque et les rapports de tous les corps co-existants forment ce qu'on appelle *magnétisme*.

CHAPITRE II.

DE LA COHÉSION.

81. La cohésion est l'état de la matière où ses particules se trouvent ensemble sans mouvement local, et ne peuvent se quitter sans un effort étranger.

82. La matière peut être réduite en cet état par les directions de mouvement directement opposées, ou par l'inégalité de vitesse dans les mêmes directions.

83. Deux particules qui se touchent excluent dans le point de contact la matière subtile; la séparation ne peut se faire sans un effort contre la matière subtile qui les environne, et l'effort nécessaire pour l'opérer sera égal à la résistance.

84. La résistance est égale à la colonne entière qui répond au point de contact.

85. La résistance totale n'est qu'un moment, et ce moment est celui de la séparation.

86. La résistance ou la cohésion est donc en raison combinée des points de contact et de la grandeur de la colonne du fluide universel dans lequel le corps est plongé, et qui a pour base les points de contact.

87. La colonne de la matière résistante est invariable, et la cohésion est en raison directe des points de contact.

88. La cohésion n'étant que le moment où la continuité du fluide est interrompue par le contact, sitôt que la continuité est rétablie, la cohésion cesse.

CHAPITRE III.

DE L'ÉLASTICITÉ.

89. Un corps est élastique, qui, lorsqu'il est comprimé, se rétablit dans son premier état.

90. L'élasticité dans les corps est la propriété de se rétablir dans leur ancien état après avoir été comprimés.

91. Un corps est donc élastique: 1° quand les parties qui le composent peuvent, par leur figure, être rapprochées ou éloignées sans être déplacées entre elles; 2° quand ces mêmes particules souffrent un effort pour discontinuer la cohésion, sans que l'effort soit suffisant pour l'opérer.

Au premier cas, c'est-à-dire quand les molécules se rapprochent, les filières du courant sont rétrécies sans être discontinuées, et elles agissent comme autant de coins sur les points latéraux des molécules avec d'autant plus de force que leur accélération a été augmentée par le rétrécissement des interstices.

Dans le second cas, il se fait un effort pour vaincre le moment de la cohésion; cet effort étant impuissant subsiste jusqu'à ce qu'il soit vaincu et anéanti par la cause de la cohésion.

92. Le corps élastique comprimé, dans l'instant de la compression, souffre la résistance de la cohésion, sans qu'elle puisse être vaincue entièrement. C'est le moment de la résistance au plus grand effort de la séparation commencée et qui n'est pas achevée, qui constitue le plus haut degré de l'élasticité d'un corps; dans cet état il souffre l'action de la colonne du fluide, c'est-à-dire que l'effort opéré pour vaincre la cohésion est égal à l'action de la colonne du fluide qui presse sur les parties latérales des molécules, et qu'il faut soulever pour la vaincre.

93. Plus un corps élastique est comprimé, plus la résistance augmente; la cause de l'élasticité étant en partie celle de la cohésion, la résistance est en raison de la quantité de points de contact sur lesquels les efforts se font, et qui s'opposent à ces efforts.

94. Les corps élastiques sont ceux dont les parties comprimées peuvent, par leurs figures, être déplacées sans être discontinuées entre elles.

95. Dans un corps non élastique, les parties ne peuvent se déplacer sans la solution de la cohésion.

96. Les nuances d'efforts contre la cohésion et les nuances de résistance pour la cause de la cohésion produisent tous les effets de l'élasticité.

97. Ces efforts donnent aux parties constitutives une autre direction, sans pouvoir les dissoudre. Ces parties constitutives se déplacent par rapport à leur masse, sans se déplacer entre elles, en se quittant, sans quitter la place.

CHAPITRE IV.

DE LA GRAVITÉ.

98. Il y a une tendance réciproque entre tous les corps co-existants. Cette tendance est en raison des masses et des distances.

99. Les causes de cette tendance sont les courants dans lesquels ces corps se trouvent plongés, et dont la force et la quantité de mouvement sont en raison composée de leur masse, de leur grandeur et de leur célérité.

100. C'est cette tendance que l'on appelle gravité; donc tous les corps co-existants gravitent les uns sur les autres.

101. Un courant général de la matière subtile élémentaire, dirigé vers le centre de notre globe, entraîne dans sa direction toute la matière combinée qu'il rencontre, et qui, par sa composition, oppose une résistance à ce fluide.

102. Dans le principe, il se fit vers un centre une précipitation de toutes les particules qui se trouvent dans toute l'étendue d'activité de ce courant, dans l'ordre de leur résistance, de sorte que la matière qui, étant la plus grossière, prêtait le plus de résistance, se précipita la première.

103. Ainsi se sont formées toutes les couches de la matière qui composent les différents globes.

104. La force motrice étant appliquée à chacune des particules de la combinaison primitive, la quantité de l'effet de la gravité ou pesanteur est en raison de la célérité du courant et de la résistance de la matière.

105. Comme la célérité des courants augmente en approchant de la terre, la gravité augmente dans la même proportion.

106. La terre gravite également vers tous les corps pesants et vers toutes les particules constitutives.

107. Dans les points où les courants se trouvent en équilibre, la gravité cesse.

108. A une certaine profondeur de la masse de la terre, la gravité cesse.

109. Les eaux capables de changer la *compactibilité* de la matière combinée, et celles qui sont en état de changer l'intensité des courants, peuvent aussi augmenter ou diminuer la gravité des corps; tels sont le changement du mouvement de rotation, une variété d'intensité dans la cause du flux et du reflux, encore comparativement la calcination et la vitrification.

110. Les causes de la gravité et leurs modifi-

cations sont la raison de la solidité différente des parties constitutives de la terre.

111. La solidité ou la *compactibilité* de la terre augmente à une certaine profondeur, après laquelle elle diminue et cesse probablement.

CHAPITRE V.

DU FEU.

112. Il y a deux directions du mouvement. Selon l'une, les parties de la matière se rapprochent, et suivant l'autre, elles s'éloignent. L'une est le principe de la combinaison, l'autre opère la dissolution.

113. Un mouvement de la matière extrêmement rapide, oscillatoire, qui, par sa direction, est appliqué à un corps dont la combinaison ne se trouve que dans un certain degré de cohésion, en produit la dissolution : c'est le feu.

114. Le feu considéré relativement à nos sens produit sur le fluide universel un mouvement oscillatoire qui, étant propagé jusqu'à la rétine, donne l'idée de la *flamme* ou lueur du feu, et étant réfléchi par d'autres corps, donne l'idée de la lumière.

115. Le même mouvement propagé et appliqué aux parties destinées au tact, en diminuant ou affaiblissant plus ou moins la cohésion, donne l'idée de la *chaleur*.

116. L'état du feu est donc un état de la matière opposé à celui de la cohésion ; par conséquent ce qui peut diminuer la cohésion de la matière en approche plus ou moins.

117. La matière phlogistique est celle qui, par sa légère combinaison, ne résiste pas à l'action du mouvement opposé.

118. La combustibilité est en raison de la légèreté de la matière. Les différentes nuances de ce mouvement et de ce rapprochement vers l'état du feu produisent les divers degrés de la chaleur et de leurs effets.

CHAPITRE VI.

DU FLUX ET DU REFLUX.

119. La cause de la gravité de tous les grands corps l'est aussi de toutes les propriétés des corps organisés et inorganisés.

120. Le mouvement de rotation des sphères, leurs différentes distances, font que les causes de l'influence mutuelle sont appliquées successivement et alternativement aux parties de ces globes qui sont en *conspect* les uns des autres.

121. La surface du globe est couverte de la matière liquide, *l'atmosphère et l'eau*, qui se conforment aux lois hydrostatiques.

122. La partie qui se trouve dans ce conspect ayant perdu de sa gravité, les parties latérales

compriment et élèvent cette portion, jusqu'à ce qu'elle se trouve en équilibre avec le reste. La surface de l'atmosphère et celle de la mer deviennent aussi un sphéroïde, dont l'axe le plus long est tourné vers la lune, et la suit dans son cours. Le soleil concourt à cette opération, quoique plus faiblement.

123. On appelle cet effet alternatif des principes de gravité, le flux et le reflux.

124. Lorsque différentes causes concourent, soit relativement à divers astres, soit relativement à la terre, dans laquelle cette action devient commune à toutes les parties constitutives et à tous les êtres qui les occupent, il y a donc des flux et des reflux plus ou moins généraux, plus ou moins composés.

125. Les effets de cette action alternative et réciproque, qui augmente et diminue les propriétés des corps organisés et inorganisés, seront nommés *intension* et *rémission*. Ainsi donc par cette action seront augmentés et diminués la cohésion, la gravité, l'électricité, l'élasticité, le magnétisme, l'irritabilité.

126. Cette action à l'égard de la position respective de la terre et de la lune est plus forte dans les équinoxes.

127. 1° Puisque la tendance centrifuge sous l'équateur est plus considérable, la gravité des eaux et de l'atmosphère y est plus faible.

128. 2° Puisque l'action du soleil concourt avec celle de la lune, cette action est encore plus forte lorsque la lune est dans les signes boréaux, lors-

qu'elle est en opposition ou en conjonction avec le soleil.

129. Les divers concours de ces causes modifient différemment l'intension du flux et reflux.

130. Comme tous les corps particuliers sur la surface de la terre ont leur influence ou tendance mutuelle et réciproque, il existe encore une cause spéciale du flux et reflux.

131. Indépendamment du flux et reflux observés jusqu'à présent, il en existe de séculaires, d'annuels, de menstruels, de journaliers et de différents autres irréguliers et accidentels.

CHAPITRE VII.

DE L'ÉLECTRICITÉ.

132. Si deux masses, dont les surfaces sont chargées de quantités inégales de mouvement, se rencontrent, elles se communiquent le surplus pour se mettre en équilibre. La masse la moins chargée reçoit de l'autre ce qu'elle a de plus. Cette charge se fait ou en quantité considérable à la fois, ou successivement, comme par filières.

Le premier cas se manifeste par une explosion capable de produire le phénomène du *feu* et du *son*.

Le second cas produit les effets de l'attraction et de la répulsion apparente; le produit de ces effets s'appelle *électricité;* elle se manifeste dans les nuages d'une chaleur inégale, ou même entre les nuages et la terre.

133. Le surplus de mouvement excité par le frottement d'un corps élastique, et qui se trouve exposé à un autre, de façon à pouvoir se décharger, forme l'*électricité artificielle.*

134. Dans toute électricité on observe des courants rentrants et sortants.

CHAPITRE VIII.

DE L'HOMME.

135. L'homme, à raison de sa conservation, est considéré, en état de sommeil, en état de veille, en état de santé, en état de maladie; de même que pour toute la nature, dans l'homme il n'y a que deux principes, la matière et le mouvement.

136. La masse de la matière qui le constitue peut être augmentée ou diminuée.

137. La diminution doit être réparée; la matière perdue est donc réparée de la masse générale, moyennant les aliments.

138. La quantité du mouvement est réparée de la somme du mouvement général par le sommeil.

139. Comme l'homme fait deux sortes de dépenses, il a de même deux sortes de réfections, par les aliments et par le sommeil.

140. Dans l'état de sommeil l'homme agit en machine dont les principes du mouvement sont internes.

141. L'état de sommeil de l'homme est quand l'exercice et les fonctions d'une partie considérable de son être sont suspendus pour un temps durant lequel la quantité du mouvement perdue pendant la veille est réparée par les propriétés des courants universels dans lesquels il est placé.

142. Il y a deux sortes de courants universels relativement à l'homme : la gravité, et le courant magnétique d'un pôle à l'autre.

143. L'homme reçoit et rassemble une certaine quantité de mouvement, comme dans un réservoir; le surplus du mouvement ou la plénitude du réservoir détermine la veille.

144. L'homme commence son existence dans l'état de sommeil; dans cet état, la portion du mouvement qu'il reçoit, proportionnée à sa masse, est employée pour la formation et le développement des rudiments de ses organes.

145. Sitôt que la formation est achevée, il se réveille, fait sur sa mère des efforts assez puissants pour le faire mettre au jour.

146. L'homme est en état de santé quand toutes les parties dont il est composé ont la faculté d'exercer les fonctions auxquelles elles sont destinées.

147. Si dans toutes ses fonctions règne un ordre parfait, on appelle cet état, état de l'*harmonie*.

148. La maladie est l'état opposé, c'est-à-dire celui où l'harmonie est troublée.

149. Comme l'harmonie n'est qu'une, il n'y a qu'une santé.

150. La santé est représentée par la ligne droite.

151. La maladie est l'aberration de cette ligne; cette aberration est plus ou moins considérable.

152. Le *remède* est le moyen qui remet l'ordre ou l'harmonie qui a été troublée.

153. Le principe qui constitue, rétablit et entretient l'harmonie, est le principe de la conservation; le principe de la guérison est donc nécessairement le même.

154. La portion du mouvement universel que l'homme a reçu en partage dans son origine, et qui, d'abord modifié dans son moule matrice, est devenu tonique, a déterminé sa formation et le développement des viscères et de toutes les autres parties organiques constitutives.

155. Cette portion du mouvement est le principe de la vie.

156. Ce mouvement entretient et rectifie les fonctions de tous les viscères.

157. Les viscères sont les parties constitutives organiques qui préparent, rectifient et assimilent toutes leurs humeurs, en déterminant le mouvement, les sécrétions et les excrétions.

158. Le principe vital étant une partie du mouvement universel, et obéissant aux lois communes du fluide universel, est donc soumis à toutes les impressions de l'influence des corps célestes, de la terre, et des corps particuliers qui l'environnent.

159. Cette faculté ou propriété de l'homme d'être susceptible de toutes ces relations est ce qu'on appelle *magnétisme.*

160. L'homme étant constamment placé dans les courants universels et particuliers, en est pénétré; le mouvement du fluide modifié par les différentes organisations devient tonique. Dans cet état il suit la continuité du corps le plus longtemps qu'il peut, c'est-à-dire vers les parties les plus éminentes.

161. De ces parties éminentes ou extrémités s'écoulent et rentrent des courants, lorsqu'un corps capable de les recevoir ou de les rendre leur est opposé. Dans ces cas les courants étant rétrécis dans un point, leur célérité est augmentée.

162. Ces points d'écoulement ou d'entrée de courants toniques sont ce que nous appelons *pôles.* Ces pôles sont analogues à ceux qu'on observe dans l'aimant.

163. Il y a donc des courants rentrants et sortants, des pôles qui se détruisent, qui se renforcent comme dans l'aimant; leur communication est la même. Il suffit d'en déterminer un pour que l'autre opposé soit formé en même temps.

164. Sur une ligne imaginée entre les deux pôles, il y a un centre ou un point d'équilibre où l'action est nulle, c'est-à-dire où aucune direction ne prédomine.

165. Ces courants peuvent être propagés et communiqués à une distance considérable, soit par une continuité ou enchaînement des corps, soit par celle d'un fluide, comme l'air et l'eau.

166. Tous les corps dont la figure est déterminée en pointe ou en angle servent à recevoir les courants et en deviennent *conducteurs*.

167. On peut regarder les conducteurs comme des ouvertures des trous ou des canaux qui servent à faire écouler les courants.

168. Ces courants, conservant toujours leur caractère tonique qu'ils avaient reçu, peuvent pénétrer tous les corps solides et liquides.

169. Ces courants peuvent être communiqués et propagés par tous les moyens où il existe continuité, soit solide, soit fluide, dans les rayons de la lumière, et par la continuité des oscillations des sons.

170. Ces courants peuvent être renforcés,

171. 1° Par toutes les causes du mouvement commun; tels sont tous les mouvements intestins et locaux, les sons, les bruits, le vent, le frottement électrique et tout autre, et par les corps qui sont déjà doués d'un mouvement, comme l'aimant, ou par les corps animés;

172. 2° Par leur communication à des corps durs dans lesquels ils peuvent être concentrés et rassemblés comme dans un réservoir, pour être distribués ensuite dans les diverses directions;

173. 3° Par la quantité des corps auxquels les courants sont communiqués; ce principe n'étant pas une substance, mais une modification, son effet augmente comme celui du feu, à mesure qu'il est communiqué.

174. Si le courant du magnétisme concourt

dans la direction avec le courant général ou avec le courant magnétique du monde, l'effet général qui en résulte est l'augmentation d'intensité de tous ces courants.

175. Ces courants peuvent encore être réfléchis dans les glaces d'après les lois de la lumière.

CHAPITRE IX.

DES SENSATIONS.

176. Sentir est une propriété de la matière organisée, la faculté de recevoir des impressions.

177. Comme le corps se forme par la continuité de la matière, ainsi la sensation résulte de la continuité des impressions ou affections d'un corps organisé.

178. Cette continuité d'affections constitue un ensemble, un tout qui peut se combiner, se composer, se comparer, se modifier, s'organiser; et le résultat de ce tout est une pensée.

179. Tout changement dans les proportions et dans les rapports des affections de notre corps produit une pensée qui n'était pas auparavant.

180. Cette pensée présente la différence entre l'état antérieur et l'état changé : la sensation est donc l'aperçu de la différence, et la sensation est en raison de la différence.

181. Il y a autant de sensations possibles qu'il y a de différences possibles entre les proportions.

182. Les instruments ou organes qui servent à

apercevoir les différences des affections sont nommés *les sens* : les parties principales constitutives de ces organes, dans tous les animaux, sont les nerfs, qui, en plus ou moins grande quantité, sont exposés plus ou moins à être affectés par les différents ordres.

183. Outre les organes connus, nous avons encore différents organes propres à recevoir l'impression, de l'existence desquels nous ne nous doutons pas, à cause de l'habitude où nous sommes de nous servir des organes connus, d'une manière grossière, et parce que des impressions fortes auxquelles nous nous sommes accoutumés ne nous permettent pas d'apercevoir des impressions plus délicates.

184. Il est probable, et il y a de fortes raisons *à priori*, que nous sommes doués d'un sens interne qui est en relation avec l'ensemble de tout l'univers ; des observations exactes peuvent nous en assurer ; de là on pourrait comprendre la possibilité des pressentiments.

185. S'il est possible d'être affecté de manière à avoir l'idée d'un être à une distance infinie, ainsi que nous voyons les étoiles, dont l'impression nous est envoyée en ligne droite par la succession d'une matière co-existante entre elles et nos organes, pourquoi ne serait-il pas possible d'être affecté par des êtres dont le mouvement successif est propagé jusqu'à nous en lignes courbes ou obliques, dans une direction quelconque? pourquoi ne pourrions-nous pas être affectés par l'enchaînement des êtres qui se succèdent?

186. Une loi de la sensation est que dans toutes les affections qui se font sur nos organes, celle-là devient sensible qui est la plus forte. La plus forte sensation efface la plus faible.

187. Nous ne sentons pas l'objet tel qu'il est; mais seulement l'impression, la nature et la disposition de l'organe qui la reçoit et les impressions qui l'ont précédée.

188. Nos sensations sont donc le résultat de tous les effets que font les objets sur nos organes.

189. De là nous voyons que nos sens ne nous présentent pas les objets tels qu'ils sont; on peut seulement se rapprocher plus ou moins de la connaissance de la nature des objets, par un usage et une application combinée et réfléchie de différents sens, mais jamais on ne peut atteindre à leur vérité.

CHAPITRE X.

DE L'INSTINCT.

190. La faculté de sentir dans l'harmonie universelle, le rapport que les êtres et les événements ont avec la conservation de chaque individu, est ce qu'on doit appeler l'instinct.

191. Tous les animaux sont doués de cette faculté; elle est soumise aux lois communes des sensations. Cette sensation est plus forte en raison du plus grand intérêt que les événements ont sur notre conservation.

192. La vue est un exemple d'un sens par lequel nous pouvons apercevoir les rapports que les êtres co-existants ont entre eux, ainsi que leurs relations et actions sur nous, avant qu'ils nous touchent immédiatement.

193. Cette relation ou différence d'intérêt est à l'instinct ce que la grandeur et la distance des objets sont à la vue.

194. Comme cet instinct est un effet de l'ordre, de l'harmonie, il devient une règle sûre des actions et des sensations; il s'agit seulement de cultiver et d'entretenir cette sensibilité directrice.

195. Un homme insensible à l'instinct est ce qu'est un angle à l'égard des objets visibles.

196. L'homme qui seul se sert de ce qu'il appelle sa raison est comme celui qui se sert d'une lunette pour voir tout ce qu'il veut regarder; il est disposé par cette habitude à ne pas voir avec ses propres yeux, et à ne jamais voir les objets comme un autre.

197. L'instinct est dans la nature, la raison est factice : chaque homme a sa raison à lui; l'instinct est un effet déterminé et invariable de l'ordre de la nature sur chaque individu.

198. La vie de l'homme est la portion du mouvement universel qui, dans son origine, devient tonique et qui, appliquée à une partie de la matière, a été destinée à former les organes et les viscères et ensuite à entretenir et rectifier leurs fonctions.

199. La mort est l'abolition entière du mouvement tonique. La vie de l'homme commence par

le mouvement et finit par le repos. De même que, dans toute la nature, le mouvement est la source des combinaisons et du repos, de même, dans l'homme, le principe de la vie devient cause de la mort.

200. Tout développement et formation du corps organique consiste dans les relations diverses et successives entre le mouvement et le repos; leur quantité étant déterminée, le nombre des relations possibles entre l'un et l'autre doit être aussi déterminé. La distance entre deux termes ou points peut être considérée comme représentant la durée de la vie.

201. Si l'un de ces termes est le mouvement et l'autre le repos, la progression successive de diverses proportions de l'une et de l'autre constitue la marche et la révolution de la vie; passé ce point, on commence à mourir.

202. Cette progression de diverses modifications entre le mouvement et le repos peut être exactement proportionnée, ou cette proportion peut être troublée.

203. Si l'homme parcourt cette progression sans que les proportions en soient troublées, il existe en parfaite santé et parvient à son dernier terme sans maladie; si ces proportions sont troublées, la maladie commence. La maladie n'est donc autre chose qu'une perturbation dans la progression du mouvement de la vie. Cette perturbation peut être considérée comme existant dans les solides ou dans les fluides; existant dans les solides, elle dérange l'harmonie des propriétés

des parties organiques, en diminuant les unes et augmentant les autres; existant dans les fluides, elle trouble leur mouvement local et intestin. L'aberration du mouvement dans les solides, en altérant leurs propriétés, trouble les fonctions des viscères et les différences qui doivent s'y faire. L'aberration du mouvement intestin des humeurs produit leur dégénération; l'aberration du mouvement local produit obstruction et fièvre: obstruction par le ralentissement ou abolition du mouvement; fièvre par l'accélération. La perfection des solides ou des viscères consiste dans l'harmonie de toutes leurs propriétés et dans leurs fonctions; la qualité des fluides, leur mouvement intestin et local sont le résultat des fonctions des viscères.

204. Il suffit donc, pour établir l'harmonie générale du corps, de rétablir les fonctions des viscères, parce que leurs fonctions une fois rétablies, ils assimilent tout ce qui peut l'être, et séparent tout ce qui ne peut être assimilé. Cet effet de la nature sur les viscères s'appelle crise.

CHAPITRE XI.

DE LA MALADIE.

205. La maladie étant l'aberration de l'harmonie, cette aberration peut être plus ou moins considérable, et produit des effets plus ou moins

sensibles; ces effets sont appelés *symptômes* symptomatiques.

206. Si ces effets sont produits par la cause de la maladie, on les appelle *symptômes :* si au contraire ces effets sont des efforts de la nature contre les causes de la maladie, et tendent à la détruire et à ramener l'harmonie, on les appelle symptômes critiques.

207. Dans la pratique, il importe de les bien distinguer, afin de prévenir ou d'arrêter les uns et de favoriser les autres.

208. Toutes les causes des maladies dénaturent ou dérangent plus ou moins les proportions entre la matière et le mouvement des viscères, entre les solides ou les fluides; elles produisent par leurs différentes applications une rémission ou perturbation plus ou moins marquée dans les propriétés de la matière et des organes.

209. Pour remédier aux effets de la rémission et de la perturbation, et pour les détruire, il faut donc provoquer l'intension, c'est-à-dire, il faut augmenter *l'irritabilité*, l'*élasticité*, la *fluidité* et le *mouvement*.

210. Un corps étant en harmonie est insensible à l'effet du magnétisme, puisque la proportion ou l'harmonie établie ne varie point, par l'application d'une action uniforme et générale; au contraire un corps étant en désharmonie, c'est-à-dire dans l'état dans lequel les proportions sont troublées; dans cet état, quoique par habitude on n'y soit pas sensible, il le devient par l'application du magnétisme, et cela parce que la pro-

portion ou la dissonance est augmentée par cette application.

211. De là on comprend encore que la maladie étant guérie, on devient insensible au magnétisme, et c'est le *criterium* de la guérison.

212. On comprend encore que l'application du magnétisme augmente suivant les douleurs.

213. L'action du magnétisme arrête l'aberration de l'état de l'harmonie.

214. Il suit de cette action que les symptômes cessent par l'application du magnétisme.

215. De là il suit encore que par le magnétisme, les efforts de la nature contre les causes de la maladie sont augmentés, et par conséquent les symptômes critiques sont augmentés.

216. C'est par ces effets divers qu'on parvient a distinguer ces différents symptômes.

217. Le développement des symptômes se fait dans l'ordre inverse dans lequel la maladie s'est formée.

218. Il faut se représenter la maladie comme un peloton qui se dévide exactement comme il a commencé et comme il s'est accru.

219. Aucune maladie ne se guérit sans une crise.

220. Dans une crise on doit observer trois époques principales : la perturbation, la coction et l'évacuation.

CHAPITRE XII.

DE L'ÉDUCATION.

221. L'homme peut être considéré comme existant individuellement, ou comme constituant une partie de la société; sous ces deux points de vue, il tient à l'harmonie universelle.

222. L'homme est parmi les animaux une des espèces destinées par la nature à vivre en société.

223. Le développement de ses facultés, la formation de ses habitudes, sous ces deux rapports, sont ce qu'on appelle éducation.

224. La règle de l'éducation est donc: 1° la perfection des premières facultés; 2° l'harmonie de ses habitudes avec l'harmonie universelle.

225. L'éducation de l'homme commence avec son existence. Dès ce moment l'enfant commence: 1° à exposer les organes de ses sens aux impressions des objets externes; 2° à déployer et à exercer les mouvements de ses membres.

226. La perfection des organes des sens consiste : 1° dans l'irritabilité; 2° dans toutes les combinaisons possibles de leurs usages.

227. La perfection du mouvement de ses membres consiste: 1° dans la *facilité*, 2° la *justesse des directions*, 3° la *force*, 4° l'*équilibre*.

228. Ce développement étant un progrès de végétation, la règle de ce développement doit être prise dans l'organisation de chaque individu, qui devient soumis à l'action du mouvement uni-

versel, et de l'influence générale et particulière.

229. 1° La première règle est donc d'éloigner tous les obstacles qui pourraient troubler et empêcher ce développement.

230. 2° De placer successivement l'enfant dans la possibilité ou liberté entière de faire tous les mouvements et tous les essais possibles.

231. L'enfant obéissant uniquement au principe de la nature qui a formé ses organes, trouvera tout seul l'ordre dans lequel il convient de s'instruire, se développer et se former.

232. L'homme considéré en société a deux manières d'être en relation avec ses semblables, par ses idées et par ses actions.

233. Pour communiquer ses idées aux autres hommes, il y a deux moyens, la langue et l'écriture naturelle ou de convention.

234. La langue naturelle est la physionomie, la voix et les gestes; l'écriture naturelle est la faculté de dessiner tout ce qui peut parler aux yeux.

235. La langue de convention consiste dans les paroles, et l'écriture de convention dans les lettres.

CHAPITRE XIII.

THÉORIE DES PROCÉDÉS.

236. Il a été exposé dans la théorie du système général, que les courants universels étaient la cause de l'existence des corps; que tout ce qui

était capable d'accélérer ces courants produisait l'intension ou l'augmentation des propriétés de ces corps. D'après ce principe, il est aisé de concevoir que s'il était en notre puissance d'accélérer ces courants, nous pourrions, en augmentant l'énergie de la nature, étendre à notre gré dans tous les corps leurs propriétés, et même rétablir celles qu'un accident aurait affaiblies. Mais de même que les eaux d'un fleuve ne peuvent remonter vers leur source pour augmenter la rapidité de leur courant, de même les parties constitutives de la terre, soumises aux lois des courants universels, ne peuvent agir sur la source primitive de leur existence. Si nous ne pouvons agir immédiatement sur les courants universels, n'existe-t-il point, pour tous les corps en général, des moyens particuliers d'agir les uns sur les autres, en accélérant réciproquement entre eux les filières des courants qui traversent leurs interstices?

237. Comme il existe une gravitation générale et réciproque de tous les corps célestes les uns vers les autres, il existe de même une gravitation particulière et réciproque des parties constitutives de la terre vers le tout, et de ce tout vers chacune de ces parties, et enfin de toutes ces parties les unes vers les autres. Cette action réciproque de tous les corps s'exerce par les courants rentrants et sortants d'une manière plus ou moins directe, suivant l'analogie des corps. Ainsi de tous les corps celui qui peut agir avec plus d'efficacité sur l'homme est son semblable. Il suffit qu'un homme soit auprès d'un autre homme pour agir

sur lui, en provoquant l'intension de ses propriétés.

238. La position respective des deux êtres qui agissent l'un sur l'autre n'est pas indifférente. Pour juger quelle doit être cette position, il faut considérer chaque être comme un tout composé de diverses parties, possédant chacune une forme ou un mouvement tonique particulier; on conçoit par ce moyen que deux êtres ont l'un sur l'autre la plus grande influence possible, lorsqu'ils sont placés de manière que leurs parties analogues agissent les unes sur les autres dans l'opposition la plus exacte. Pour que deux hommes agissent le plus fortement possible l'un sur l'autre, il faut donc qu'ils soient placés en face l'un de l'autre. Dans cette position, ils provoquent l'intension de leurs propriétés d'une manière harmonique, et peuvent être considérés comme ne formant qu'un tout. Dans un homme isolé, lorsqu'une partie souffre, toute l'action de la vie se dirige vers elle, pour détruire la cause de la souffrance; de même lorsque deux hommes agissent l'un sur l'autre, l'action entière de cette réunion agit sur la partie malade, avec une force proportionnelle à l'augmentation de la masse. On peut donc dire en général que l'action du magnétisme s'accroît en raison des masses. Il est possible de diriger l'action du magnétisme plus particulièrement sur telle ou telle partie, il suffit pour cela d'établir une continuité plus exacte entre les parties que l'on touche, et l'individu qui touche. Nos bras peuvent être considérés comme des *conducteurs*

propres à établir cette continuité. Il suit donc de ce que nous avons dit sur la position la plus avantageuse de deux êtres agissant l'un sur l'autre, que pour entretenir l'harmonie du tout, on doit toucher la partie droite avec le bras gauche, et réciproquement. De cette nécessité, il résulte l'opposition des pôles dans le corps humain. Ces pôles, comme on le remarque dans l'aimant, font opposition l'un à l'égard de l'autre : ils peuvent être changés, communiqués, détruits, renforcés.

239. Pour concevoir l'opposition des pôles, il faut considérer l'homme comme partagé en deux par une ligne tirée de haut en bas. Tous les points de la partie gauche peuvent être considérés comme les pôles opposés à ceux des points correspondants de la partie droite. Mais l'émission des courants se faisant d'une manière plus sensible par les extrémités, nous ne considérons véritablement comme pôles que ces extrémités. La main gauche sera le pôle opposé de la main droite, et ainsi de suite. Considérant ensuite ces mêmes extrémités comme un tout, ou considérant encore dans chacune d'elles des pôles opposés, dans la main le petit doigt sera le pôle opposé du pouce, le second doigt participera de la vertu du pouce, et le quatrième de celle du petit doigt, et celui du milieu, semblable au centre ou équateur de l'aimant, sera dénué d'une propriété spéciale. Les pôles du corps humain peuvent être communiqués à des corps animés et inanimés ; les uns et les autres en sont plus susceptibles, en raison de

leur plus ou moins grande analogie avec l'homme et de la ténuité de leurs parties. Il suffit de déterminer un pôle dans un corps quelconque, pour que le pôle opposé s'établisse immédiatement. On détruit cette déterminaison en touchant le même corps en sens renversé de celui où on l'a d'abord touché, et l'on renforce le pôle déjà établi en touchant le pôle opposé avec l'autre main.

240. L'action du magnétisme animal peut être renforcée et propagée par des corps animés et inanimés. Comme cette action augmente en raison des masses, plus on ajoutera de corps magnétiques les uns au bout des autres, de manière que les pôles ne se contrarient pas, c'est-à-dire qu'ils se touchent par les pôles opposés, plus on renforcera l'action du magnétisme. Les corps les plus propres à propager et renforcer le magnétisme animal sont les corps animés ; les végétaux viennent ensuite, et dans les corps privés de la vie, le fer et le verre sont ceux qui agissent avec plus d'intensité.

CHAPITRE XIV.

OBSERVATIONS SUR LES MALADIES NERVEUSES ET SUR L'EXTENSION DES SENS ET LES PROPRIÉTÉS DU CORPS HUMAIN.

241. L'irritabilité exagérée des nerfs produite par l'aberration de l'harmonie dans le corps humain est ce qu'on appelle plus particulièrement *maladies nerveuses*.

242. Il y a autant de variétés dans ces maladies qu'on peut supposer de combinaisons entre tous les nombres possibles.

243. 1° L'irritabilité générale peut être augmentée ou diminuée par des nuances infinies.

244. 2° Différents organes peuvent être particulièrement affectés, et privativement à d'autres.

245. 3° On peut concevoir une immensité infinie de rapports résultants de divers degrés dont chacun de ces organes peut être affecté particulièrement.

246. Un observateur soigneux et attentif trouvera dans les phénomènes sans nombre que produisent les maladies nerveuses une source d'instruction; c'est dans ces maladies qu'il peut le plus aisément étudier les propriétés et les facultés du corps humain.

247. C'est encore dans ces maladies qu'il peut se persuader par les faits combien nous sommes dépendants de l'action de tous les êtres qui nous environnent, et comment aucun changement dans ces êtres ou dans leurs rapports entre eux, ne peut jamais nous être absolument indifférent.

248. L'extension des propriétés et des facultés de nos organes, étant considérablement augmentée dans ces sortes de maladies, doit nous mettre à même de reculer le terme de nos connaissances, en nous donnant à connaître une multitude d'impressions dont sans cela nous n'aurions aucune idée.

249. Pour bien concevoir tout ce que je vais dire, et pouvoir l'apprécier, il faut se rappeler le mécanisme des sensations suivant mes principes.

250. La faculté de sentir avec impression est dans l'homme le résultat de deux conditions principales, l'une externe, l'autre interne. La première est le degré d'intensité avec lequel un objet extérieur agit sur nos organes ; la seconde est le degré de susceptibilité avec lequel l'organe reçoit l'action d'un objet extérieur.

251. Si l'action d'un objet extérieur sur un de nos organes est comme deux, et que cet organe soit susceptible de ne transmettre l'idée d'une action que comme trois, alors il est clair que je ne dois avoir aucune connaissance des objets dont l'action est comme deux. Mais si, par un moyen quelconque, je parvenais à rendre mon organe susceptible d'apprécier les actions comme deux, ou bien que je fisse que les objets agissent naturellement comme trois, il est clair que, dans ces deux cas, l'action de ces objets me deviendrait également sensible, d'inconnue qu'elle était.

252. Jusqu'à présent l'intelligence humaine n'a encore songé à porter plus loin l'extérieur de nos sens qu'en augmentant la condition des sensations, c'est-à-dire en augmentant l'*internité* de l'action que ces objets exercent sur nous. C'est ce qu'on a fait pour la vue, par l'invention des lunettes, microscopes et télescopes. Par ce moyen nous avons percé la nuit qui nous cachait un uni-

vers entier, et d'infiniment petits, et d'infiniment grands.

255. Combien la philosophie n'a-t-elle pas profité de cette ingénieuse découverte ! que d'absurdités n'a-t-elle pas démontrées dans les anciens systèmes sur la nature des corps ! et que de vérités nouvelles n'a-t-elle pas fait apercevoir à l'œil attentif d'un observateur !

254. Qu'eussent produit les génies de Descartes, de Galilée, de Newton, Kepler, Buffon, sans l'extension de l'organe de la vue ? peut-être de grandes choses ; mais l'astronomie et l'histoire naturelle seraient encore au point où ils les ont trouvées.

255. Si l'extension d'un sens a pu produire une révolution considérable dans nos connaissances, quel champ plus vaste encore va s'ouvrir à notre observation, si, comme je le pense, l'extension des facultés de chaque sens, de chaque organe peut être portée aussi loin et même plus que les lunettes n'ont porté l'extension de la vue ; si cette extension peut nous mettre à portée d'apprécier une multitude d'impressions qui nous restaient inconnues, de comparer ces impressions, de les combiner, et par là de parvenir à une connaissance intime et particulière des objets qui les produisent, de la forme de ces objets, de leurs propriétés, de leurs rapports entre eux, et des particules mêmes qui les constituent.

256. Dans l'usage ordinaire nous ne jugeons de rien que par le concours des impressions combinées de tous nos sens. On pourrait dire que

nous sommes par rapport aux objets que l'extension d'un sens nous a fait apercevoir, comme un individu privé de tous ses sens, excepté de la vue, serait à l'égard de tout ce qui nous environne. Certainement si un être aussi dénué pouvait exister, la sphère de ses connaissances serait très rétrécie, et nous pouvons penser qu'il n'aurait pas la même idée que nous des objets les plus sensibles.

257. Supposez que l'on rende successivement à cet être imbécile chacun des sens qu'il n'avait pas; quelle foule de découvertes ne ferait-il pas à l'instant! Chaque impression qu'un même objet lui produirait sur un autre organe lui fournirait une nouvelle idée de cet objet. Il serait bien difficile de lui faire comprendre que ces idées diverses appartiennent au même objet. Il faudrait auparavant qu'il les combinât, qu'il en vérifiât les résultats par nombre d'expériences. Dans l'enfance de ses facultés, cet homme serait peut-être plus d'un mois avant de pouvoir apprécier ce que c'est qu'une bouteille, un chandelier, etc., pour s'en faire la même idée que nous.

258. Toutes les impressions légères que produit sur nous l'action des corps qui nous environnent, sont par rapport à notre état habituel beaucoup moins connues de nous, que ne serait la bouteille à l'homme dont je viens de parler. Les propriétés de nos organes, dans l'harmonie nécessaire pour constituer l'homme, n'ont pour chacun d'eux qu'un certain degré d'extension, au-delà duquel nous ne savons rien apprécier,

259. Mais lorsque par une *perdition* des facultés dans quelques parties, les propriétés d'un autre organe se trouvent portées à un certain point d'extension, nous devenons alors susceptibles d'apprécier et de connaître des impressions qui nous étaient absolument inconnues. C'est ce qu'on remarque à tout moment en observant les individus attaqués de maladies nerveuses.

260. Quantité d'impressions dont ils ont alors la connaissance, sont absolument neuves pour eux. D'abord ils sont étonnés, effrayés; mais bientôt, par l'habitude, ils se familiarisent avec elles, et parviennent quelquefois à s'en servir pour leur utilité du moment, comme nous nous servons des connaissances que l'expérience nous donne en état de santé. Ainsi c'est à tort que l'on taxe de fantaisies toutes les singularités que l'on remarque dans la manière de faire de ces individus; ce qui les meut, ce qui les détermine est une cause aussi réelle que les causes qui déterminent l'action de l'homme le plus raisonnable. Il n'existe de différence que dans la mobilité de ces êtres, qui les rend sensibles à une foule d'impressions qui nous sont inconnues.

261. Ce qu'il y a de fâcheux pour la commodité de notre instruction, c'est que ces personnes sujettes aux crises perdent presque toujours la mémoire de leurs impressions, en revenant dans l'état ordinaire; sans cela, si elles en conservaient l'idée parfaite, elles nous feraient elles-mêmes toutes les observations que je vous propose, avec plus de facilité que moi. Mais ce que ces per-

sonnes ne peuvent nous retracer en l'état ordinaire, ne pouvons-nous pas nous en informer d'elles-mêmes quand elles sont en état de crise? Si ce sont de véritables sensations qui les déterminent, elles doivent, lorsqu'elles sont en état de les apprécier et de raisonner, en rendre un compte aussi exact que nous pourrions rendre nous-mêmes de tous les objets qui nous affectent actuellement.

262. Je sais que ce que j'avance doit paraître exagéré et impossible aux personnes que les circonstances n'ont pu mettre à portée de faire ces observations, mais je les prie de suspendre encore leur jugement. Ce n'est pas sur un seul fait que j'appuie mon opinion. La singularité de ces faits m'a porté à ajouter preuve sur preuve, pour m'assurer de leur réalité.

263. Je pense donc qu'il est possible, en étudiant les personnes nerveuses, sujettes aux crises, de se faire rendre par elles-mêmes un compte exact des sensations qu'elles éprouvent. Je dis plus, c'est qu'avec du soin et de la constance, on peut en exerçant en elles cette faculté d'expliquer ce qu'elles ressentent, perfectionner leur manière d'apprécier ces nouvelles sensations, et pour ainsi dire faire leur éducation pour cet état. C'est avec ces sujets, ainsi dressés, qu'il est satisfaisant de travailler à s'instruire de tous les phénomènes qui résultent de l'irritabilité exagérée de nos sens. Au bout d'un certain temps il arrive d'ailleurs que l'observateur attentif devient lui-même susceptible d'apprécier quelques unes

des sensations que ces individus éprouvent, par la comparaison souvent répétée de ses propres impressions avec celles de la personne en crise. L'usage de cette propriété qui est en nous, peut être considéré comme un art difficile, à la vérité, mais qu'il est cependant possible d'acquérir comme les autres, par l'étude et l'application.

264. J'en parlerai plus en détail dans un autre temps. Parlons des divers phénomènes que j'ai remarqués dans les personnes en crise ; tout autre pourra les vérifier lorsqu'il se trouvera dans des circonstances semblables à celles où je me suis trouvé placé.

265. Dans les maladies nerveuses, lorsque, dans un état de crise, l'irritabilité se porte en plus grande quantité sur la rétine, l'œil devient susceptible d'apercevoir les objets microscopiques. Tout ce que l'art de l'opticien a pu imaginer ne peut approcher de ce degré de perception. Les ténèbres les plus obscures conservent encore assez de lumières pour qu'il puisse, en rassemblant une quantité suffisante de rayons, distinguer les formes de différents corps et déterminer leurs rapports. Ils peuvent même distinguer des objets à travers des corps qui nous paraissent opaques ; ce qui prouve que l'opacité dans les corps n'est pas une qualité particulière, mais une circonstance relative au degré d'irritabilité de nos organes.

266. Une malade que j'ai traitée, et plusieurs autres que j'ai observées avec soin, m'ont fourni nombre d'expériences à cet égard.

267. L'une d'elles apercevait les pores de la peau d'une grandeur considérable, elle en expliquait la structure conformément à ce que le microscope nous en fait connaître. Mais elle allait plus loin : cette peau lui paraissait un crible; elle distinguait à travers la texture des muscles sur les endroits charnus, et la jonction des os dans les endroits dépourvus de chair; elle expliquait tout cela d'une manière fort ingénieuse, et quelquefois elle s'impatientait de la stérilité et de l'insuffisance de nos expressions pour rendre ses idées. Un corps opaque très mince ne l'empêchait pas de distinguer les objets, il ne faisait que diminuer sensiblement l'impression qu'elle en recevait, comme ferait un verre sale pour nous.

268. C'est aussi pourquoi elle y voyait encore mieux que moi, ayant les paupières baissées; et maintes fois dans cet état, pour vérifier la réalité de ce qu'elle me disait, je lui ai fait porter la main sur tel ou tel objet, sans qu'elle se soit jamais trompée.

269. C'est cette même personne, qui, dans l'obscurité, apercevait tous les pôles du corps humain éclairés d'une vapeur lumineuse; ce n'était pas du feu, mais l'impression que cela faisait sur ses organes lui donnait une idée approchante, qu'elle ne pouvait exprimer que par le mot *lumière*.

270. J'observais simplement qu'il ne faut considérer tout ce qu'elle disait des variétés qu'elle observait, que comme l'impression particulière que ces pôles faisaient sur l'organe de la vue, et

non comme l'idée finie qu'on doit en prendre.

271. C'est dans cet état qu'il est infiniment curieux de vérifier tous les principes que j'ai donnés dans ma théorie des pôles du corps.

272. Si je n'eusse rien su, et que le hasard ne m'eût fait tenter cette expérience, cette dame me l'aurait enseignée.

273. De ma tête elle apercevait les yeux et le nez. Les rayons lumineux qui partent des yeux vont se réunir ordinairement à ceux du nez pour les renforcer, et de là le tout se dirige vers la pointe la plus proche qu'on lui oppose. Cependant si je veux considérer mes objets de côté, sans tourner la tête, alors les deux rayons des yeux quittent le bout de mon nez pour se porter dans la direction que je leur commande.

274. Chaque pointe de cils, de sourcils et des cheveux, donne une faible lumière; le cou paraît un peu lumineux, la poitrine un peu éclairée; si je lui présente mes mains, le pouce se fait aussitôt remarquer par une lumière vive, le petit doigt l'est moitié moins, le second et le quatrième ne paraissent qu'éclairés d'une lumière empruntée, le doigt du milieu est obscur, la paume de la main est aussi lumineuse.

Passons à d'autres observations.

275. Si l'irritabilité exagérée se porte sur d'autres organes, ils deviennent, de même que la vue, susceptibles d'apprécier les impressions les plus légères, analogues à leur constitution, lesquelles leur étaient totalement inconnues auparavant.

276. Voilà le vaste champ d'observations qui

nous est ouvert, mais il est bien difficile à défricher. Ici l'art nous abandonne ; il ne nous fournit aucuns moyens de vérifier par la comparaison ce que nous apprennent les personnes en crise.

277. Nous n'avons que de très mauvais microscopes d'oreille ; nous n'en avons d'aucune espèce pour l'odorat ni pour le tact, et plus encore, nous n'avons aucune habitude pour apprécier les résultats provenant de la comparaison de tous ces sens perfectionnés, résultats qui doivent être variés à l'infini.

278. Mais si l'art nous abandonne, la nature nous reste, elle nous suffit. L'enfant qui vient au monde avec tous ses organes en ignore les ressources ; en développant successivement ses facultés, la nature lui en montre l'usage ; cette éducation se fait sans système, elle est soumise aux circonstances. L'instruction que je propose doit se faire de même ; c'est en renonçant à toute espèce de routine qu'il faut s'abandonner à l'observation simple que les circonstances fournissent. D'abord vous n'apercevrez qu'un étang immense, vous ne distinguerez rien ; mais petit à petit, le jour se lèvera pour vous, et la sphère de vos connaissances s'augmentera en même temps que la perception des objets.

279. Souvent les personnes en crise sont tourmentées par un bruit qui les étourdit, qu'elles distinguent et qu'elles caractérisent tel qu'il est réellement, sans qu'en approchant de beaucoup plus près qu'elles de la cause qui produit ce bruit, vous puissiez en avoir la conscience.

280. J'ai beaucoup observé une personne affectée de maladies nerveuses qui ne pouvait pas entendre le son du cor sans tomber dans les crises les plus fortes. Souvent je l'ai vue se plaindre de ce qu'elle en entendait un, et finir par tomber dans des convulsions très fortes, en disant qu'il approchait, et ce n'était quelquefois qu'au bout d'un quart d'heure que je pouvais le distinguer.

281. On observera les mêmes phénomènes pour le goût. Sur vingt mets qu'on se sera appliqué à faire d'une fadeur extrême, une personne en crise dont l'irritabilité sera considérablement augmentée sur la langue et le palais, apercevra dans ces mets une variété de saveur et de goût,

282. Je connais une personne très spirituelle, dont les nerfs sont très irritables, qui ayant uniquement sur la langue cette irritation, et conservant sa tête, m'a dit plusieurs fois : « En man-
» geant cette petite croûte de pain, grosse comme
» la tête d'une épingle, il me semble que je
» tienne une bouchée considérable et d'une saveur
» exquise ; mais ce qu'il y a de bien singulier, non
» seulement je sens la saveur d'un bon morceau
» de pain, mais je sens séparément le goût de
» toutes les particules qui le composent, l'eau,
» la farine ; tout enfin me produit une multitude
» de sensations que je ne puis exprimer, et qui me
» donnent des idées qui se succèdent avec une
» rapidité extrême, mais qui ne sont point appré-
» ciables par des mots. »

283. L'odorat est peut-être encore plus sus-

ceptible d'une grande extension de faculté que le goût. J'ai vu sentir des odeurs les plus légères à des distances très éloignées et même à travers des portes de cloisons. D'autres fois des personnes dont l'odorat est sensible, distinguent toutes les diverses odeurs primitives que le parfumeur avait employées à composer un parfum.

284. Mais de tous les sens, celui qui nous présente le plus de phénomènes à observer, c'est celui dont on a eu jusqu'à présent le moins de connaissance, le tact.

CHAPITRE XV.

PROCÉDÉS DU MAGNÉTISME ANIMAL.

285. On a vu par la doctrine que tout se touche dans l'univers au moyen d'un fluide universel dans lequel tous les corps sont plongés.

286. Il se fait une circulation continuelle qui établit la nécessité des courants rentrants et sortants.

287. Pour les établir et les fortifier sur l'homme, il est plusieurs moyens. Le plus sûr est de se mettre en opposition avec la personne que l'on veut toucher, c'est-à-dire en face, de manière que l'on présente le côté droit au gauche du malade. Pour se mettre en harmonie avec lui, il faut d'abord mettre les mains sur les épaules, suivre tout le long des bras jusqu'à l'extrémité des doigts, en tenant le pouce du malade pendant

un moment; recommencer deux ou trois fois, après quoi vous établissez des courants depuis la tête jusqu'aux pieds; vous cherchez encore la cause et le lieu de la maladie et de la douleur; le malade vous indique celui de la douleur et souvent sa cause : mais plus ordinairement, c'est par le toucher et le raisonnement que vous vous assurez du siége et de la cause de la maladie et de la douleur qui, dans la plus grande partie des maladies, réside dans le côté opposé à la douleur, surtout dans les paralysies, rhumatismes et autres de cette espèce.

288. Vous étant bien assuré de ce préliminaire, vous touchez constamment la cause de la maladie, vous entretenez les douleurs symptomatiques, jusqu'à ce que vous les ayez rendues critiques; par là vous secondez l'effort de la nature contre la cause de la maladie, et vous l'amenez à une crise salutaire, seul moyen de guérir radicalement. Vous calmez les douleurs que l'on appelle symptômes symptomatiques, et qui cèdent au toucher, sans que cela agisse sur la cause de la maladie, ce qui distingue cette sorte de douleurs de celles que nous nommons simplement symptomatiques, et qui s'irritent d'abord par le toucher, pour se terminer par une crise, après laquelle le malade se trouve soulagé, et la cause de la maladie diminuée.

289. Le siége de presque toutes les maladies est ordinairement dans les viscères du bas-ventre : l'estomac, la rate, le foie, l'épiploon, le mésentère, les reins, etc., et chez les femmes dans la

matrice et ses dépendances. La cause de toutes les maladies ou l'aberration est un engorgement, une obstruction, une gêne ou suppression de circulation dans une partie, qui, comprimant les vaisseaux sanguins ou lymphatiques, et surtout les rameaux de nerfs plus ou moins considérables, occasionnent un spasme ou une tension dans les parties où ils aboutissent, et surtout dans celles dont les fibres ont moins d'élasticité naturelle, comme dans le cerveau, le poumon, etc., ou dans celles où circule un fluide avec lenteur et épaississement, comme la synovie, destinée à faciliter le mouvement des articulations. Si ces engorgements compriment un tronc de nerfs ou un rameau considérable, le mouvement et la sensibilité des parties auxquelles il correspond, sont entièrement supprimés, comme dans l'apoplexie, la paralysie, etc., etc.

290. Outre cette raison de toucher d'abord les viscères, pour découvrir la cause de là maladie, il en est une autre plus déterminante; les nerfs sont les meilleurs conducteurs du magnétisme qui existent dans le corps; ils sont en si grand nombre dans ces parties, que plusieurs physiciens y ont placé le siége des sensations de l'âme; les plus abondants et les plus sensibles sont le centre nerveux du diaphragme, le plexus stomachique, ombilical, etc. Cet amas d'une infinité de nerfs correspond avec toutes les parties du corps.

291. On touche, dans la position ci-devant indiquée, avec le pouce et l'indicateur, ou avec la paume de la main, ou avec un doigt seulement

renforcé par l'autre, en décrivant une ligne sur la partie que l'on veut toucher, et en suivant, le plus qu'il est possible, la direction des nerfs, ou enfin avec les cinq doigts ouverts et recourbés. Le toucher à une petite distance de la partie est plus fort, parce qu'il existe un courant entre la main ou le conducteur et le malade.

292. On touche médiatement avec avantage, en se servant d'un conducteur étranger. On se sert le plus communément d'une petite baguette, longue de dix à quinze pouces, de forme conique, et terminée par une pointe tronquée; la base est de trois, cinq ou six lignes, et la pointe d'une à deux. Après le verre, qui est le meilleur conducteur, on emploie le fer, l'acier, l'or, l'argent, etc., en préférant le corps le plus dense, parce que les filières étant plus rétrécies et plus multipliées, donnent une action proportionnée à la moindre largeur des interstices. Si la baguette est aimantée, elle a plus d'action; mais il faut observer qu'il est des circonstances, comme dans l'inflammation des yeux, le trop grand érétisme, etc., où elle peut nuire; il est donc prudent d'en avoir deux. L'on magnétise avec une canne ou tel autre conducteur, en faisant attention que si c'est avec un corps étranger, le pôle est changé, et qu'il faut toucher différemment, c'est-à-dire de droite à droite, et de gauche à gauche.

293. Il est bon aussi d'opposer un pôle à l'autre, c'est-à-dire que si on touche la tête, la poitrine, le ventre, etc., avec la main droite, il faut opposer la gauche dans la partie postérieure, sur-

tout dans la ligne qui partage le corps en deux parties, c'est-à-dire depuis le milieu du front jusqu'au pubis, parce que le corps représentant un aimant, si vous avez établi le nord à droite, la gauche devient sud et le milieu équateur, qui est sans action prédominante; vous y établissez des pôles en opposant une main à l'autre.

294. On renforce l'action du magnétisme en multipliant les courants sur le malade. Il y a beaucoup plus d'avantages à toucher en face que de toute autre manière, parce que les courants émanant de vos viscères et de toute l'étendue des corps établissent une circulation avec le malade; la même raison prouve l'utilité des arbres, des cordes, des fers et des chaînes, etc.

295. Un bassin se magnétise de la même manière qu'un bain, en plongeant la canne ou tel autre conducteur dans l'eau, pour y établir un courant; en l'agitant en ligne droite, la personne qui sera placée vis-à-vis en ressentira l'effet. Si le bassin est grand, on établira quatre points, qui seront les quatre points cardinaux; l'on tracera une ligne dans l'eau, en suivant le bord du bassin de l'est au nord, et de l'ouest au même point; on répétera la même chose pour le sud; plusieurs personnes pourront être placées autour de ce bassin, et y éprouver des effets magnétiques; si elles sont en grand nombre, on tracera plusieurs rayons aboutissant à chacune d'elles, après avoir agité la masse d'eau autant qu'il sera possible.

296. Un baquet est une espèce de cuve ronde,

carrée ou ovale, d'ün diamètre proportionné au nombre des malades que l'on veut traiter. Des douves épaisses, assemblées, peintes, et jointes de manière à pouvoir contenir de l'eau, profondes d'environ un pied, la partie supérieure plus large que le fond d'un ou deux pouces, recouvertes d'un couvercle en deux pièces dont l'assemblage est enchâssé dans la cuve, et le bord appuyé immédiatement sur celui de la cuve auquel il est assujetti par de gros clous à vis; dans l'intérieur vous rangez des bouteilles en rayons convergents de la circonférence au centre, vous en placez d'autres couchées dans tout le tour, le cul appuyé contre la cuve, une seule de hauteur, en laissant entre elles l'espace nécessaire à recevoir le goulot d'une autre; cette première disposition faite, vous posez dans le milieu du vase une bouteille droite ou couchée, d'où partent tous les rayons que vous formez d'abord avec des demi-bouteilles, ensuite avec des grandes, quand la divergence le permet; le cul de la première est au centre, son col entre dans le cul de la suivante, de manière que le goulot de la derniere aboutisse à la circonférence. Ces bouteilles doivent être remplies d'eau, bouchées et magnétisées de la même manière; il serait à désirer que ce fût par la même personne. Pour donner plus d'activité au baquet, on met un second et un troisième lit de bouteilles sur le premier; mais communément on en fait un second qui, partant du centre, recouvre le tiers, la moitié ou les trois quarts du premier. On remplit ensuite la cuve d'eau à une certaine hauteur, mais toujours assez pour couvrir toutes les bouteilles ; l'on peut y ajouter de la limaille de fer, du verre pilé et autres corps semblables, sur lesquels j'ai différents sentiments.

297. On fait aussi des baquets sans eau, en remplissant l'intervalle des bouteilles avec du verre, de la limaille, du mâchefer et du sable. Avant de mettre l'eau ou les autres corps, on marque sur le couvercle les endroits où doivent être faits les trous destinés à recevoir les fers qui doivent aboutir entre les culs des premières bouteilles, à quatre ou cinq pouces de la paroi du baquet. Les fers sont des espèces de tringles faites d'un fer assoupli, qui entrent en droite ligne presque jusqu'au fond du baquet, et sont repliées à leur sortie, de façon qu'elles puissent aboutir en une pointe obtuse, à la partie que l'on veut toucher, comme le front, l'oreille, l'œil, l'estomac, etc., etc.

298. De l'intérieur ou de l'extérieur du baquet part, attachée à un fer, une corde très ample, que les malades appliquent sur la partie dont ils souffrent ; ils forment des chaînes en tenant cette corde, et appuyant le pouce gauche sur le droit, ou le droit sur le gauche de son voisin, de manière que l'intérieur d'un pouce touche l'autre. Ils s'approchent le plus qu'ils peuvent, pour se toucher par les cuisses, les genoux, les pieds, et ne forment, pour ainsi dire, qu'un corps contigu, dans lequel le fluide magnétique circule continuellement, et est renforcé par tous les différents points de contact, auxquels ajoute encore

la position des malades, qui sont en face les uns des autres. On a aussi des fers assez longs pour aboutir à ceux du second rang par l'intervalle de ceux du premier.

299. On fait de petits baquets particuliers, nommés *boîtes magiques* ou *magnétiques*, à l'usage des malades qui ne peuvent point aller au traitement, ou qui, par la nature de leur maladie, ont besoin d'un traitement continuel. Ces boîtes sont plus ou moins composées; les plus simples ne contiennent qu'une bouteille couchée et remplie d'eau ou de verre pilé, renfermée dans une boîte, d'où part une verge ou une corde. Une simple bouteille isolée, et que l'on applique sur la partie, vaut encore mieux. On peut en placer plusieurs sous un lit, droites et contenant des fers lutés dans le goulot, qui produiront un effet très sensible. Les boîtes les plus ordinaires sont des coffres en carré long, hauts et longs en proportion de ce qu'ils doivent contenir. La hauteur ne doit pas excéder ordinairement celle des couchettes, qui est de dix à douze pouces. On y place quatre ou un plus grand nombre de bouteilles à volonté, préparées et rangées comme celles du baquet. Si la boîte est destinée à être mise sous un lit, on prend des demi-bouteilles, remplies, une moitié d'eau et l'autre de verre. Celles remplies d'eau sont bouchées, celles qui le sont de verre sont armées d'un petit conducteur en fer, partant de la bouteille dans le col de laquelle il est scellé, et excède d'un pouce le couvercle de la la boîte qu'il traverse; l'intervalle des bouteilles

se remplit de verre pilé ou sec ou humecté ; une corde entortillée autour du goulot de chaque bouteille les fait communiquer ensemble et sort de la boîte par un trou fait aux parois. Le couvercle est à coulisse et fixé par une vis. On place cette boîte sous le lit, et les cordes qui en sortent de droite et de gauche sont amenées sur le lit ou entre les draps, ou sur les couvertures jusqu'au malade.

300. Les boîtes qui doivent servir dans le jour se font avec des bouteilles remplies d'eau ou de verre, préparées et couchées comme dans les grands baquets ; l'on y peut mettre une corde et des fers et en faire un baquet de famille.

301. Plus la matière qui remplit ces bouteilles est dense, plus elle est active. Si l'on pouvait les remplir avec du mercure, elles jouiraient de beaucoup plus d'action.

302. Il est plusieurs moyens d'augmenter le nombre et l'activité des courants. Si vous voulez toucher un malade avec force, réunissez dans son appartement le plus de personnes possible, établissez une chaîne qui parte du malade et aboutisse au magnétisant ; une personne adossée à lui ou la main sur son épaule augmente son action. Il est une infinité d'autres moyens impossibles à détailler, comme le son, la musique, la vue, les glaces, etc.

303. Le courant magnétique conserve encore quelque temps son effet après être sorti du corps, à peu près comme le son d'une flûte qui diminue en s'éloignant. Le magnétisme, à une certaine

distance, produit plus d'effet que lorsqu'il est appliqué immédiatement.

304. Après l'homme, les animaux, ce sont les végétaux et surtout les arbres qui sont le plus susceptibles du magnétisme animal. Pour magnétiser un arbre sous lequel vous voulez établir un traitement, vous en choisissez un jeune, vigoureux, branchu, sans nœuds autant qu'il est possible et à fibres droites. Quoique toute espèce d'arbustes puisse servir, les plus denses, comme le chêne, l'orme, le charme, sont à préférer. Votre choix fait, vous vous mettez à une certaine distance du côté du sud, vous établissez un côté droit et un côté gauche qui forment les deux pôles, et la ligne de démarcation du milieu, l'équateur. Avec le doigt, le fer ou une canne, vous suivez depuis les feuilles, les ramifications et les branches; après avoir amené plusieurs de ces lignes à une branche principale, vous conduisez les courants au tronc jusqu'aux racines. Vous recommencez jusqu'à ce que vous ayez magnétisé tout le côté; ensuite vous magnétisez l'autre de la même manière et avec la même main, parce que les rayons sortants du conducteur en divergence se convergent à une certaine distance, et ne sont pas sujets à la répulsion; le nord se magnétise par les mêmes procédés. Cette opération faite, vous vous rapprochez de l'arbre, et après avoir magnétisé les racines, s'il en existe de visibles, vous l'embrassez et lui présentez tous vos pôles successivement. L'arbre jouit alors de toutes les vertus du magnétisme. Les personnes saines en restant quelque temps

auprès, ou en le touchant, pourront en ressentir l'effet; et les malades, ceux surtout déjà magnétisés, le ressentiront violemment et éprouveront des crises. Pour y établir un traitement, vous attachez des cordes à une certaine hauteur au tronc et aux principales branches, plus ou moins nombreuses et plus ou moins longues, à proportion des personnes qui doivent s'y rassembler, et qui, la face tournée à l'arbre et placées circulairement, soit sur des siéges, soit sur de la paille, les mettront autour des parties souffrantes comme au baquet, y feront des chaînes le plus fréquemment possible, et y éprouveront des crises comme au baquet, mais bien plus douces; l'effet curatif en est bien plus prompt et plus actif, en proportion du nombre des malades, qui en augmente l'énergie en multipliant les courants, les forces et les contacts. Le vent agitant les branches de l'arbre ajoute à son action. Il en est de même d'un ruisseau ou d'une cascade, si l'on est assez heureux pour en rencontrer dans l'endroit que l'on aura choisi. Si plusieurs arbres s'avoisinent, on les magnétisera et on les fera communiquer par des cordes qui iront de l'un à l'autre. Les malades trouvent aux arbres une odeur qu'ils ne peuvent définir, qui leur est très désagréable, qu'ils conservent quelque temps après les avoir quittés, et qu'ils ressentent en y revenant. On ne peut pas assurer combien de temps un arbre conserve le magnétisme. On croit que cela peut aller jusqu'à plusieurs mois; le plus sûr est de le renouveler de temps en temps.

505. Pour magnétiser une bouteille, vous la prenez par les deux extrémités, que vous frottez avec les doigts, en ramenant le mouvement au bord. Vous écartez la main successivement de ces deux extrémités en comprimant, pour ainsi dire, le fluide; vous prenez un verre ou un vase quelconque de la même manière, et vous magnétisez ainsi le fluide qu'il contient, en observant de le présenter à celui qui doit le boire, en le tenant entre le pouce et le petit doigt, et faisant boire dans cette direction: le malade y trouve un goût qui n'existerait pas, s'il buvait dans le sens opposé.

506. Une fleur, un corps quelconque, est magnétisé par l'attouchement fait avec principes et intension.

507. En frottant les deux extrémités d'une baignoire avec les doigts, la baguette ou la canne, les descendant jusqu'à l'eau dans laquelle on décrit une ligne dans la même direction, et répétant plusieurs fois, on magnétise un bain. On peut encore agiter l'eau en différents sens, en insistant toujours sur la ligne décrite, dont le grand courant réunit les petits qui l'avoisinent et en est renforcé. Si le malade étant dans le bain trouve l'eau trop froide, on y plonge une canne, et on y dirige un courant par le frottement; cette action fait éprouver au malade une sensation de chaleur qu'il attribue à celle de l'eau. Dans les endroits où il y a un baquet ou des arbres, on amène une corde qui supplée à toutes les autres préparations. Si on ne peut magnétiser par soi-même, je

pense que plusieurs bouteilles remplies d'eau magnétisée, et mises dans le bain suivant la direction du corps, pourront produire le même effet. Un peu de sel marin jeté dans le bain en augmente la *tonicité.*

308. Dans le centre du baquet on pourrait placer un vase de verre cylindrique ou d'une autre forme, qui présenterait une ouverture dans le dessus, propre à recevoir un conducteur qui viendrait ou du dehors de l'appartement ou de l'intérieur; une tringle de fer, longue à proportion de la hauteur du plancher, dont l'extrémité inférieure se terminerait en entonnoir ou en *digitation,* aboutirait par un trou fait à l'ouverture du baquet, où elle serait scellée à celle du vase de verre, dont le pourtour serait percé de plusieurs trous latéraux qui communiqueraient avec les rayons des bouteilles; le conducteur pourrait aussi être de verre.

CHAPITRE XVI.

NOTIONS GÉNÉRALES SUR LE TRAITEMENT MAGNÉTIQUE.

309. Il n'y a qu'une maladie et qu'un remède. La parfaite harmonie de tous nos organes et de leurs fonctions constitue la santé. La maladie n'est que l'aberration de cette harmonie. La curation consiste donc à rétablir l'harmonie troublée. Le remède général est l'application du magnétisme par les moyens désignés. Le mouvement

est augmenté ou diminué dans le corps, il faut donc le tempérer ou l'exciter. C'est sur les solides que porte l'effet du magnétisme, l'action des viscères étant le moyen dont se sert la nature pour préparer, triturer, assimiler les humeurs, ce sont les fonctions de ces organes qu'il faut rectifier. Sans proscrire entièrement les remèdes, soit internes, soit externes, il faut les employer avec beaucoup de ménagement, parce qu'ils sont contraires, ou inutiles : contraires, en ce que la plus grande partie ont beaucoup d'âcreté, et qu'ils augmentent l'irritation, le spasme et d'autres effets contraires à l'harmonie qu'il faut rétablir et entretenir, tels que les purgatifs violents, les diurétiques chauds, les apéritifs, les vésicatoires et tous les épispastiques; inutiles, parce que les remèdes reçus dans l'estomac et les premières voies, y éprouvent la même élaboration que les aliments, dont les parties analogues à nos humeurs y sont assimilées par la chylification, et les hétérogènes sont expulsées par les excrétions.

310. Le fluide magnétique n'agissant pas sur les corps étrangers ni sur ceux qui sont hors du système vasculeux, quand l'estomac contient de la saburre, de la putridité, de la bile surabondante ou viciée, on a recours à l'émétique ou aux purgatifs.

311. Si l'acide domine, on donne des absorbants, tels que la magnésie; si c'est de l'alcali, on prescrit les acides, comme la crème de tartre. Si on veut les administrer comme purgatifs, il faut les donner à la dose d'une ou deux onces. A

une moindre dose, ils ne sont qu'altérants, et propres à neutraliser les acides ou les alcalis, et à en procurer l'évacuation par une voie quelconque. Comme l'alcali domine plus souvent que l'acide, on prescrit ordinairement le régime acide : la salade, la groseille, la cerise, la limonade, les sirops acides, l'oxicrat léger, etc., etc.

312. La diminution du mouvement et des forces étant la cause de la plus grande partie des maladies, non seulement on n'ordonne point de diète, mais on engage les malades à prendre de la nourriture. Après le régime dont on vient de parler, les aliments que les malades désirent sont ceux qu'on leur permet ; il est rare que la nature les trompe.

313. Le vin violent, les liqueurs, le café, les aliments très chauds par eux-mêmes ou par leurs ingrédients sont défendus, ainsi que le tabac, dont l'impression irritante est propagée par la membrane pituitaire dans la gorge, la poitrine, la tête, et occasionne des crispations contraires à l'harmonie. La boisson ordinaire sera de bon vin étendu de beaucoup d'eau, de l'eau pure ou acidulée ; les lavements et les bains sont souvent utiles ; on use des saignées dans l'inflammation ou disposition inflammatoire, ou dans la pléthore vraie ou fausse.

314. N'étant point dans l'intention de donner une histoire générale des maladies et de leur traitement, on citera seulement celles qui se présentent le plus souvent à traiter par le magnétisme, et la façon de l'appliquer, d'après les ob-

servations faites surtout au traitement de M. le marquis de Tissard, à Beaubourg.

315. Dans l'épilepsie, on touche la tête, soit sur le sommet, soit sur la racine du nez, d'une main et la nuque de l'autre. On cherche dans les viscères la cause première qui s'y rencontre assez ordinairement; par le double attouchement on résout les obstructions dans ces viscères, et l'engorgement qui se trouve dans le cerveau des épileptiques, dont on a fait l'ouverture, et l'on met en jeu presque tout le système nerveux. La catalepsie se traite de même.

316. Dans l'apoplexie, le toucher se porte sur les principaux organes, comme la poitrine, l'estomac, surtout à l'endroit que l'on nomme le creux, au-dessous du cartilage *xiphoïde*, lieu où se trouve le centre nerveux du diaphragme, qui réunit une infinité de nerfs. On touche aussi par opposition l'épine du dos en suivant le grand intercostal, situé à un pouce ou deux de l'épine, depuis le col jusqu'au bas du tronc. Il faut insister jusqu'à ce qu'on obtienne une crise, et réunir tous les moyens d'augmenter l'intensité du magnétisme, soit par le fer, soit par la chaîne que vous formez avec le plus de personnes que vous pouvez rassembler. Le malade rendu aux impressions ordinaires, et la crise obtenue, l'état des premières voies et la cause de la maladie vous indiqueront ce qu'il conviendra de faire, et si les évacuants doivent être employés.

317. Dans les maladies des oreilles, le malade met la corde autour de la tête, un fer du baquet

dans l'oreille, avec la baguette dans la bouche; pour la surdité, comme chez les paralytiques où la parole est empêchée, et chez les muets, l'attouchement se fait en mettant l'extrémité des pouces dans l'oreille, en écartant les autres doigts et les présentant au courant du fluide magnétique, ou en ramassant à une certaine distance les courants, et les ramenant avec la paume de la main contre la tête, où on laisse la main appliquée pendant quelque temps.

318. Les maladies des yeux se traitent avec le fer ou le bout des doigts, qu'on présente sur la partie, et qu'on promène sur le globe et les paupières, et la baguette surtout dans les taies. Il faut toucher très légèrement dans le cas d'inflammation.

319. On touche médiatement la teigne en bassinant soir et matin avec l'eau magnétisée, la corde à la tête.

320. Les tumeurs de toute espèce, les engorgements lymphatiques et sanguins, les plaies, les ulcères même éprouvent d'excellents effets. Les lotions avec l'eau magnétisée, les bains locaux avec cette eau froide ou tiédie, le traitement ordinaire, font un effet étonnant. Les malades souffrant de douleurs vives dans les parties ulcérées ou blessées, les calment subitement, en les entourant avec la corde.

321. Par ces petits détails, il est évident que le magnétisme est utile dans les maladies cutanées et internes.

322. Les maux de tête se touchent sur le front,

le sommet, les pariétaux, les sinus frontaux et les sourciliers, sur l'estomac et les autres viscères qui peuvent en recéler la cause.

223. Les maux de dents, sur les articulations des mâchoires et les trous mentonniers.

324. La lèpre se traite comme la teigne, en mettant la corde aux endroits affectés.

325. Dans la difficulté de parler, ou la négation totale occasionnée surtout par la paralysie, on magnétise la bouche avec le fer, et l'extérieur des moteurs de cet organe par le toucher.

326. On en use de même dans les maux de gorge, principalement dans les lymphatiques; on magnétise aussi la membrane pituitaire, de même que pour l'enchifrènement et les affections des parties, où elle se répand jusqu'à la poitrine.

327. Dans la migraine, on touche l'estomac et le temporal, où se fait ressentir la douleur.

328. L'asthme, l'oppression et les autres affections de la poitrine se touchent sur la partie même, en passant lentement une main sur le devant de la poitrine et l'autre le long de l'épine, les laissant un certain temps sur la partie supérieure, et descendant avec lenteur jusqu'à l'estomac, où il faut insister aussi, surtout dans l'asthme humide.

329. L'incube se traite de même, en recommandant de ne pas se coucher sur le dos jusqu'à la guérison.

330. Les douleurs, les engorgements, les obstructions de l'estomac, du foie, de la rate et des autres viscères, se touchent localement et

demandent plus ou moins de constance et de temps, à proportion du volume, de l'ancienneté et de la dureté des tumeurs.

331. Dans les coliques, le vomissement, l'éréthisme, et les douleurs des intestins, et de toutes les parties du bas-ventre, on touche le mal avec beaucoup de légèreté, s'il existe inflammation ou disposition inflammatoire; circonstances dans lesquelles il faut éviter les frottements et le toucher en tous sens.

332. Dans les maladies de la matrice, on touche non seulement ce viscère, mais ses dépendances, les ovaires et ligaments larges qui sont situés dans la partie latérale et postérieure, et les ronds dans l'aine. D'après ces observations, la paume de la main appliquée sur la vulve, hâte le flux menstruel et remédie aux pertes; cela doit être aussi utile dans le relâchement et les chutes de la matrice et du vagin.

CHAPITRE XVII.

DES CRISES.

333. Une maladie ne peut pas être guérie sans crise; la crise est un effort de la nature contre la maladie, tendant par une augmentation de mouvement, de ton et d'intension d'action du fluide magnétique, à dissiper les obstacles qui se rencontrent dans la circulation, à dissoudre et évacuer les molécules qui les formaient, et à réta-

blir l'harmonie et l'équilibre dans toutes les parties du corps.

354. Les crises sont plus ou moins évidentes, plus ou moins salutaires, naturelles ou occasionnées.

355. Les crises naturelles ne doivent être imputées qu'à la nature qui agit efficacement sur la cause de la maladie, et s'en débarrasse par différentes excrétions, comme dans les fièvres où la nature triomphe seule de ce qui lui nuisait, et l'expulse par le vomissement spontané, le dévoiement, les sueurs, les urines, le flux hémorrhoïdal, etc.

356. Les moins évidentes sont celles dans lesquelles la nature agit sourdement, sans violence, en brisant lentement les obstacles qui gênaient la circulation et les chasse par l'insensible transpiration.

357. Quand la nature est insuffisante à l'établissement des crises, on l'aide par le magnétisme qui, étant mis en action par les moyens indiqués, opère conjointement avec elle la révolution désirée. Elle est salutaire lorsqu'après l'avoir éprouvée, le malade ressent un bien et un soulagement sensibles, et principalement quand elle est suivie d'évacuations avantageuses.

358. Le baquet, le fer, la corde et la chaîne donnent des crises. Si elles sont jugées trop faibles pour agir victorieusement sur la maladie, on les augmente en touchant le siége de la douleur et de la cause. Lorsqu'on la juge parvenue à son état, ce qui s'annonce par le calme, on la laisse

se terminer d'elle-même, ou quand on la croit suffisante, on retire le malade de l'état de sommeil et de stupeur dans lequel il est resté.

339. Il est rare qu'une crise naturelle ne soit pas salutaire.

340. Les unes et les autres jettent souvent le malade dans un état de catalepsie qui ne doit pas effrayer, et qui se termine avec la crise.

341. Dans un état d'érétisme, d'irritabilité et de trop grande susceptibilité, il est dangereux de provoquer et de maintenir de trop fortes crises, parce qu'on augmente le trouble que ces dispositions annoncent dans l'économie animale; on donne de l'intension où il faut apporter de la rémission, on accroît la tendance à l'inflammation, on suspend, on supprime les évacuations qui doivent opérer la curation, et on s'oppose diamétralement aux vues et aux efforts de la nature.

342. Quand on excite des crises violentes dans un sujet qui y est disposé, on entretient dans les organes un état d'élasticité forcée, qui diminue dans la fibre la faculté de réagir sur elle-même, sur les humeurs qu'elle contient, d'où s'ensuit une sorte d'inertie qui entretient l'état contre nature que l'on occasionne; cet état habituel s'oppose à tous les efforts de la nature contre la cause de la maladie, augmente l'aberration, et forme dans les organes le pli, comparé si ingénieusement à celui d'une étoffe, qui s'efface très difficilement.

343. On voit d'un côté l'avantage et la néces-

sité des crises, et de l'autre, l'abus qu'on en peut faire.

344. Un médecin pénétré de la doctrine du magnétisme animal, et fidèle observateur des effets des crises, en tirera tout le bien qu'elles présentent et se garantira du mal de leur abus.

LETTRE D'UN MÉDECIN,

ÉLÈVE DE MESMER,

POUR FAIRE SUITE AUX APHORISMES (1).

J'apprends, monsieur, que vous allez mettre au jour une nouvelle édition des *Aphorismes de M. Mesmer*. Je profite de cette occasion pour vous prier de vouloir bien y insérer les remarques, les détails et les éclaircissements suivants. Je les aurais réduits en commentaires, si je n'avais su que votre dessein était de rendre cet ouvrage complet avant de le publier, ce qui, à mon avis, exige du temps.

Je ne vous donne peut-être rien de nouveau; mais je crois que ceux qui s'occupent du magnétisme verront avec satisfaction les détails dans lesquels je suis entré, pour augmenter les

(1) Cette lettre a été adressée de Lyon, le 24 février 1785, à l'éditeur de la seconde édition des *Aphorismes de Mesmer*.

moyens de traiter les maladies, de tâcher de conduire les guérisons à leur perfection, et les accélérer.

Magnétisation par le toucher dans les maladies en général.

Pour toucher dans les maladies, on doit d'abord se mettre en harmonie, comme l'indique le n° 287, ensuite on porte l'extrémité des deux pouces sur le creux de l'estomac, au-dessous du cartilage xiphoïde, n° 316. En entretenant pendant quelques minutes une légère vacillation de ces deux doigts, on place pendant ce temps l'extrémité des autres doigts sur les parties latérales de la poitrine, autant qu'il est possible, sur les muscles intercostaux.

On commence alors à établir des courants de la tête aux pieds, n° 287, en présentant l'index et le pouce horizontalement au front du malade; les trois autres doigts doivent un peu converger; on descend insensiblement de la tête aux pieds, quand le malade est couché ou debout, et on remonte la main vers la tête du malade, en faisant en dehors de son corps un demi-cercle ovale, à la distance communément de six pouces. Il n'est pas nécessaire de s'incliner pour tracer cette ligne jusqu'à terre; il suffit de la décrire avec l'index, en inclinant le doigt à mesure que l'on parcourt la ligne verticale ou horizontale qu'offre la situation du corps du malade.

Magnétisation sur une personne assise.

Si l'on agit sur une personne assise, on décrit de même cette ligne circulaire en éloignant du malade l'index, lorsqu'on approche de l'extrémité inférieure du tronc de son corps. Car pour se mettre en opposition avec un malade assis, on s'assied en face de lui, on place ses genoux réunis entre les siens, d'où il résulte un contact médiat qui empêche que la ligne que tire le magnétisant avec l'index ne soit absolument droite, ne pouvant être tirée verticalement de la tête aux pieds, parce que les cuisses et les jambes du malade assis font différents angles avec le tronc de son corps.

Si l'on agit ainsi de la main droite sur le côté gauche du malade, on peut maintenir, pendant ce temps la main gauche sur la région du foie, qui se trouve situé à droite sous les côtes inférieures, reposer de même cette main droite sur le creux de l'estomac, pendant que l'on établit et renouvelle des courants comme je viens de le dire, après un temps que l'on juge convenable par l'impression qu'éprouve le malade, ou qui est arbitraire lorsqu'il n'en éprouve aucune, comme cela arrive souvent.

Magnétisation pour un paralytique.

Pour un paralytique, on place la paume de la main sur le centre nerveux du diaphragme, et l'autre main sur la colonne vertébrale entre les deux épaules, et on descend cette main par gradation insensible. Arrivé à la partie inférieure de la colonne vertébrale, on replace cette même main entre les deux épaules, par une voie circulaire, en s'éloignant de l'épine du dos et remontant plus haut que la place où l'on va reposer la main. On continue ainsi à répéter ce moyen de magnétiser.

Il faut épier les moindres effets qu'éprouve le malade et ses endroits les plus sensibles. Si on aperçoit quelques effets, on insiste et on répète les moyens qui ont pu les produire, jusqu'à ce qu'on les ait amenés à une action non équivoque. On les entretient quelque temps, et après les avoir portés à l'état de crise, qui ne signifie ici qu'un état *non naturel*, on les calme en s'éloignant et quittant insensiblement le malade, et en passant une des deux mains située horizontalement, en pronation, et transversalement depuis la partie supérieure de la tête jusqu'au bas du tronc, et quelquefois jusqu'aux pieds : on peut comparer cette façon de calmer les crises à la position de la main d'une personne qui voudrait prendre une mouche sur le nez du magnétisé. Pour rendre encore cette comparaison plus sensible, je dirai qu'il faut que la seconde phalange du petit doigt de la main transversalement située soit placée devant la ligne qui partage le corps en deux, en commençant entre les deux sourcils.

On répète cette opération dans la même direction en remontant et traçant circulairement une ligne de bas en haut, pour replacer la main en pronation, et agir comme je viens de l'indiquer.

Les moyens d'arrêter les crises étant souvent infidèles, je vais en décrire d'autres.

Magnétisation dans les crises.

Je suppose une personne en crise. Dans cet état, elle a, suivant les différentes crises, les yeux troublés, fixes, égarés, la prunelle dilatée, les lèvres serrées, l'inférieure proéminante, les dents serrées, la respiration courte, la parole brève; elle est affectée d'une toux convulsive, elle tombe dans un sommeil qui tient de l'ivresse, elle se promène avec agitation, sans apercevoir aucun objet que ceux qui l'affectent, elle crie ou devient muette, son estomac se gonfle, elle expectore du sang, ses bras et ses jambes se roidissent, elle tombe en catalepsie; enfin elle éprouve tous les effets qui caractérisent une maladie, si l'on n'était accoutumé à les regarder comme une crise ou une maladie artificielle propre à rétablir la santé, comme le fait souvent la fièvre dans les cas d'atonie, d'épaississement d'humeur, d'apoplexie, etc.

Si je magnétise une personne affectée d'un des effets qui caractérisent l'état non naturel, ou la crise, et si j'ai dessein de l'apaiser, j'éloigne mes mains insensiblement d'elle pour ne pas la surprendre. Car on peut plutôt déterminer une crise en retirant brusquement les mains, que la calmer lorsqu'elle a lieu. Je m'éloigne ensuite un peu d'elle, et je porte en pronation horizontalement vis-à-vis le creux de l'estomac, l'extrémité des doigts des deux mains; je les éloigne l'une de l'autre en ligne transversale et horizontale, comme si je nageais ou si je coupais le corps en deux avec l'extrémité de mes doigts, et je reviens replacer mes mains de même, par une ligne qui forme un cercle ovale allongé de bas en haut; ce moyen se répète souvent, jusqu'à ce que le malade éprouve de la tranquillité, et que l'on s'aperçoive d'un calme permanent. Si ce moyen ne réussit pas, on se sert de ce troisième:

On tire simplement des lignes avec le doigt indicateur, de la tête aux pieds, et on répète en revenant à la tête par une voie circulaire.

Malgré tous ces moyens, il y a des crises qui durent plusieurs jours et qui se calment d'elles-mêmes; mais alors c'est plutôt une maladie qu'une crise.

Il faut observer que les crises sont d'autant plus tôt terminées, qu'elles sont conduites par des personnes dans lesquelles les malades ont confiance.

On doit le plus souvent éviter d'appuyer le pouce sur le front. La plupart des malades éprouvent une ivresse momentanée, tant qu'on persiste à l'y tenir appliqué; mais le charme de cet engourdissement cesse aussitôt qu'on retire le pouce; le malade se trouve alors agité et dans un trouble qui annonce un dérangement dans les organes du *sensorium commune*.

Les observations exactes faites sur des malades sujets aux crises, m'ont convaincu que les crises utiles étaient celles que la nature méditait insensiblement, et auxquelles conduisait le magnétisme sagement administré par un observateur attentif et peu jaloux de faire faire à ses malades, en public, des tours de force, qui servent à la vérité à démontrer les effets, mais qui ne tournent jamais au profit des malades.

Ménagements qu'exige la tête dans les magnétisations.

Dans tous les cas il est nécessaire de ménager la tête; nombre d'expériences m'autorisent à insister; en voici un exemple. Une demoiselle de Lyon que je magnétisais depuis un an, et dont la sensibilité était propre à lui faire prendre place parmi les malades à grandes crises, était affectée d'une humeur rhumatismale vague. Après avoir employé les moyens indiqués n° 287, toutes les fois que je présentais vers la nuque le pouce renforcé par l'index, dont l'extrémité portait sur la seconde phalange du pouce, cette malade éprouvait des agacements de nerfs, de l'agitation, sa parole devenait brève, elle la perdait, ses yeux devenaient fixes, elle tombait en catalepsie. Si, dans cet état, j'appuyais un pouce sur le front au-dessus du nez, elle éprouvait un léger et agréable engourdissement qui ne lui faisait pas perdre connaissance. Mais lorsque, par mégarde, je retirais le pouce brusquement, la malade se levait de sa chaise, courait comme une extravagante, perdait la connaissance de ce qu'elle faisait; sa respiration était entrecoupée, son pouls était tendu, fréquent et petit, ses prunelles dilatées; on pouvait alors lui faire tourner la tête à volonté, quand on était parvenu à se faire regarder fixement; une crise semblable serait devenue un état habituel si j'avais appliqué le pouce ou la paume de la main sur le front de la malade.

On doit avoir aussi pour principe que les troubles de la nature se calment d'autant mieux que l'on n'est point en contact avec le malade.

Ces crises n'ont d'ailleurs rien de commun avec celles qui conduisent à l'expectoration, ou à entretenir quelques évacuations ou sécrétions critiques.

Magnétisation pour provoquer l'expectoration.

Quand c'est pour provoquer l'expectoration, un observateur ne néglige aucun des attouchements nécessaires lorsqu'il les croit utiles. Un des moyens qu'on emploie à ce sujet, c'est de placer le bout aigu de la baguette de fer n° 292 dans la bouche du malade, en tenant sa base de la main gauche, et on l'exprime pour ainsi dire entre le doigt index et le pouce, depuis une partie de sa base, en conduisant les deux doigts jusque sur les lèvres. On répète souvent ce moyen : il est propre à faire tousser et à provoquer l'expectoration. On l'emploie de même pour la paralysie de la langue. Cette baguette n° 292 sert de conducteur du fluide magnétique, et établit une continuité directe de ce fluide magnétique qui émane de l'agent vers le patient ou le malade, et j'observerai que l'expérience prouve que c'est une erreur que ce que dit, n° 292, M. Mesmer, que le pôle est changé, lorsqu'on emploie un corps étranger pour magnétiser; car j'ai magnétisé avec un corps étranger, en opposition suivant les lois indiquées, n° 287, et j'ai cependant toujours obtenu les mêmes résultats.

J'ai de plus magnétisé en croisant les mains, de sorte que la main droite correspondait au côté droit, et la main gauche au côté gauche, toujours avec les mêmes effets, ce qui annonce la futilité de l'observation des pôles. Suivant les leçons de M. Mesmer et d'après les *Aphorismes*, j'avais conclu que si les pôles existaient effectivement, on pouvait arrêter les crises en magnétisant de droite à droite et de gauche à gauche, c'est-à-dire magnétisant le malade par derrière. Mais j'ai été trompé : les effets ont également continué.

Revenant ensuite aux principes, j'ai dit : Puisque le fluide magnétique efflue de l'agent vers le patient par l'extrémité de l'agent, on peut donc terminer les crises en déterminant le fluide magnétique surabondant chez les malades en état de crise, à refluer vers l'agent; et j'ai prié pour cela les malades qui étaient en crises de me magnétiser moi-même lorsque leur situation le leur permettait. Le moyen a souvent réussi, sans cependant me rien faire éprouver. Cette expérience est bonne à répéter.

J'ai souvent interverti l'ordre de la circulation du fluide magnétique, en portant dans différents sens les lignes de bas en haut, et en montant insensiblement au lieu de descendre, et les effets ont été plus heureux chez les sujets sensibles.

Magnétisation dans une obstruction du mésentère.

Dans le dessein de faire une expérience relative à l'éloignement auquel peut atteindre le fluide magnétique animal, avec des effets marqués, je magnétisais une dame, dont la maladie était une obstruction au mésentère, en portant les deux pouces légèrement sur le creux de l'estomac, et l'extrémité des autres sur les muscles intercostaux, qui étaient fort aisés à trouver, attendu la maigreur de cette malade, qui d'ailleurs ne portait point de corps. Tant que je maintenais mes doigts dans cette position, la malade éprouvait une chaleur douce et récréative vers le centre nerveux du diaphragme, et peu de temps après elle riait convulsivement; je continuais à la magnétiser de même jusqu'à ce que cet état cessât naturellement, ce qui arrivait communément au bout d'un quart d'heure. Persuadé qu'il est imprudent de retirer brusquement les mains de dessus un malade qui éprouve des sensations magnétiques, lorsqu'on ne veut pas l'exposer à une crise préjudiciable, j'éloignais insensiblement mes doigts de leur position en les retirant l'un après l'autre, je parvenais facilement à les tenir tous éloignés d'environ un pouce de distance du corps de cette malade; mais dès l'instant que je m'éloignais davantage, quoiqu'elle ne pût s'en apercevoir, parce que mes mains étaient cachées sous son mantelet, elle éprouvait des tiraillements d'entrailles qui augmentaient en raison du plus grand éloignement de mes mains; je ne pouvais étendre et porter entièrement mes bras en arrière sans lui occasionner une souffrance insupportable; elle la contraignait toujours à recourir à mes mains, et leur approche ramenait le calme et la tranquillité; cet effet ne pouvait avoir lieu tout au plus qu'un quart d'heure, après lequel temps elle revenait à son état ordinaire, un peu mélancolique.

J'ai de même vu parmi d'autres malades susceptibles des effets du magnétisme, l'extrémité du pouce de la main gauche, étant appliquée sur le creux de l'estomac, et le bout de l'index de la main droite dirigé vers la tête, occasionner des mouvements et perpétuer des effets extraordinaires, surtout lorsque j'affectais de secouer l'index comme lorsqu'on commande à un chien de se coucher à terre, ou de se placer à l'endroit qu'on lui désigne.

Manière d'augmenter l'action magnétique par divers objets magnétisés.

Les nœuds des cordes dont on se *ceint* les parties malades ou le corps nuisent, *dit-on*, au courant du fluide magnétique.

Un coussin, le siége d'un fauteuil, peuvent être magnétisés en frottant l'un ou l'autre circulairement de droite à gauche et de gauche à droite; dans l'une des deux préparations, le malade répugne à s'asseoir dessus, et ne le peut souvent, surtout lorsqu'il est prévenu qu'il ne pourra s'y asseoir; en le frottant dans le sens inverse à celui qui l'a empêché de s'asseoir, on rétablit le cours du fluide magnétique, et le siége recrée ses sens rebutés; une fleur se magnétise de même, n° 306, et a des effets sympathiques ou antipathiques, frottée circulairement de droite à gauche ou de gauche à droite.

Il est aussi des circonstances où on détermine le fluide magnétique à affluer plus abondamment; on a cru pouvoir le juger jusqu'ici par des effets plus marqués en faisant agir l'index sur le pouce que l'on présente à la bouche, au nez, aux yeux, et même verticalement dirigé sur le sommet de la tête, etc.; en imitant, dis-je, avec l'index, des petites chiquenaudes que l'on donnerait légèrement et vivement, en grattant avec l'ongle de l'index le bout du pouce depuis la dernière phalange jusqu'à son extrémité; on répète souvent cela même au-dessous du verre de ceux qui boivent magnétiquement, n° 305. Suivant les malades, ce moyen change le goût de la boisson, et les espèces de chiquenaudes donnent de l'activité aux crises indécises.

On présente aussi la base de la baguette de fer, n° 292, sous le nez pour la faire sentir au malade en crise ou la fleur, n° 306. Le malade y trouve souvent une odeur qui lui semble communément récréative.

Si l'on désire déterminer le crachement en excitant la toux, on présente la base de la baguette de fer, n° 292, ou la fleur, n° 306, à une personne qui a communément ces crises; et dans l'instant où elle y est portée sous la narine droite, et en s'éloignant circulairement et brusquement de cette narine de bas en haut, on porte cette baguette ou la fleur sous la narine gauche.

La main en pronation portée de même circulairement de bas en haut de la narine droite à la narine gauche, où elle doit parvenir en supination avec rapidité, produit également la toux, en ébranlant l'air qu'inspire le malade dans l'état de sensibilité où on le suppose.

Observations curieuses sur les effets magnétiques.

Mille moyens ingénieux se présentent à un observateur qui veut magnétiser avec succès, dont les détails minutieux peuvent moins être exprimés que pratiqués.

En grattant rapidement avec la baguette de fer les fers conducteurs du baquet ou la corde qui ceint les malades, on détermine également les mouvements extraordinaires que l'on considère comme crise.

En parcourant de loin, avec le doigt ou avec une baguette de fer, les lignes imprimées d'un livre qu'une personne lit, par derrière et sans qu'elle s'en aperçoive, on peut lui donner une crise.

Un malade susceptible de crise y tombe souvent, lorsque après l'avoir magnétisé à l'ordinaire, on lui fait fixer l'aiguille des minutes d'une montre pendant un temps qu'on lui détermine.

Un homme en crise tenu par un autre qui ne l'a point déterminée, peut être magnétisé à travers l'homme même qui le tient par celui qui l'a mis en crise, sans que l'homme qui le tient éprouve aucun effet relatif au magnétisme.

Le dos d'un fauteuil, une porte, une muraille,

une glace intermédiaire non étamée, n'empêchent pas l'effet, lorsqu'il a été déterminé antérieurement, et même sans cela, si la personne est sensible.

Observations sur les effets des corps réflecteurs.

Si le fluide magnétique est effectivement réfléchi par les glaces étamées, il est certain qu'elles doivent opérer un obstacle à la continuité des courants de fluide magnétique, lorsqu'elles sont placées entre le magnétisant et le magnétisé, de manière que celui-ci soit situé devant la surface étamée de la glace, le magnétisant étant devant son autre surface, qui doit réfléchir les rayons magnétiques: c'est une expérience propre à confirmer la réflexion des rayons du fluide magnétique par l'intermède des glaces, qui n'est pas encore adoptée.

De l'union sympathique des magnétisés.

Si l'attraction entre deux personnes en crise les a conduites à se réunir, il est bien essentiel de ne les pas séparer, de crainte de les contrarier, et de changer le mouvement naturel, et quelquefois ravissant entre elles, en une crise révoltante, qui, en faisant cesser la douceur et le charme de leur union sympathique, les jette souvent dans une irritation effrayante et toujours nuisible aux malades, qu'il est très difficile de calmer, lorsqu'on les a séparés avec violence.

Méthode pour diriger les crises.

Quant à la perfection que l'on doit tâcher de donner à l'application du magnétisme, pour en obtenir des effets prompts et curatifs comparables aux phénomènes qu'offrent les malades dans les crises, elle dépend absolument de l'observation du magnétisant, de ses connaissances névrologiques, et du génie de la personne qui l'applique.

Pour un observateur qui veut s'amuser des effets du magnétisme relatifs aux crises, les moyens peuvent être variés à l'infini et produire chacun séparément des effets sur chaque différent individu; mais les crises sont-elles salutaires? Il paraît que les expériences n'ont point encore prononcé affirmativement pour l'utilité.

Voici les moyens que l'on doit principalement employer pour rendre cet agent actif et curatif.

Il faut que la personne qui magnétise dirige son intention conséquemment à la maladie qu'elle veut traiter; l'exemple suivant servira à me faire comprendre.

Je suppose que je traite quelqu'un d'une fluxion de poitrine; je présente, pour établir des courants, mes dix doigts ouverts, mais un peu convergents par leur extrémité; la divergence des doigts dirigeant les rayons du fluide magnétique au-delà du sujet que l'on magnétise, il ne peut en résulter aucun bien pour lui. Je présente, dis-je, ainsi les doigts de la main droite au côté gauche de la poitrine du malade, et ceux de la main gauche au côté droit, sur la ligne horizontale du creux de l'estomac; je descends ainsi imperceptiblement jusqu'à la région hypogastrique, je reviens ensuite à la place où j'ai commencé à établir les courants par une voie circulaire et latérale, et je répète ainsi nombre de fois; mes courants ainsi établis, je laisse séjourner quelque temps mes mains devant la poitrine, en appuyant légèrement la paume de la main gauche et postérieurement la main droite en opposition sur l'épine du dos. Je restitue aux globules sanguins cohérents, ou tendant à la cohérence entre eux, le fluide radical ou magnétique, dont chaque molécule de sang se trouve privée, et dont la privation constitue la cause essentielle de la cohérence.

Une circonstance peut occasionner des obstructions froides par l'engorgement des vaisseaux lymphatiques, tandis qu'une autre produira des inflammations par l'engorgement des vaisseaux rouges ou sanguins.

Le fluide magnétique, rendant donc d'une part le ton aux vaisseaux engorgés du sang couenneux, que l'on observe souvent dans ces circonstances, les artères s'efforcent, par des pulsations redoublées, de vaincre les obstacles, et rendant d'une autre part la fluidité à ce même sang, je parviens à accélérer la solution de la maladie.

Nécessité de l'intention de la part du magnétiseur.

Mais cet exemple, qui se rapporte avec les moyens indiqués n° 287 et suivants, et que l'on doit appliquer à toutes les maladies, serait faible si l'intention et la volonté du magnétisant n'étaient dirigées vers les viscères du sujet qu'il aurait à traiter, soit en général ou en particulier.

Ceci, qui présente une idée abstraite, pourra peut-être être éclairci par les réflexions suivantes, auxquelles j'ajouterai des moyens pour me rendre intelligible.

En considérant que notre âme affecte en général la forme simple et permanente qu'on lui connaît, celle de la pensée, elle est indivisible et immatérielle; si l'âme prend cette forme, elle doit donc essentiellement avoir cette propriété, puisque la forme qu'elle prend est indivisible elle-même et immatérielle. En considérant ensuite que notre âme agit sur notre corps, qu'elle lui commande et le force d'obéir, n'est-on pas en droit de conclure qu'elle peut agir également sur la matière organisée comme sur tous les corps animés ? Car l'âme franchit toutes les distances, tous les obstacles; rien ne lui résiste, elle atteint et s'unit à tel objet qu'elle désire; le corps, son étendue, sa figure, sa forme, tout lui cède, son union se fait en un instant par la seule volonté, et cette volonté en est elle-même l'effet : l'âme peut considérer, contempler, toucher, réunir les sujets présents, distants, visibles, invisibles et abstraits; elle peut donc, puisqu'elle a de l'action sur la matière, agir médiatement sur le fluide magnétique vivifiant, et par sa propre volonté, le déterminer à se porter vers telle ou telle partie, par la pensée et l'intention qu'elle dirige vers les viscères malades et affectés, en les parcourant ou les fixant suivant les besoins; c'est donc par la volonté, mouvement immatériel, que l'âme peut forcer le fluide magnétique de toucher, et de pénétrer même à des distances incompréhensibles, les corps auxquels l'âme veut bien s'unir, pour rétablir l'harmonie dans l'économie animale dont elle est le moteur indestructible.

Ces réflexions offrent les moyens qu'on emploie pour magnétiser d'intention à des distances étonnantes : l'expérience apprendra à juger de leur efficacité.

Je reviens aux moyens. Si c'est une personne qui ait des connaissances d'anatomie, il faut qu'elle parcoure de son imagination les poumons découverts et mis à nu, qu'elle se les représente tels qu'elle le ferait, si, dans un cours d'anatomie, les poumons étaient exposés sous ses yeux, et qu'elle fixe sa volonté de magnétiser par intention sur l'objet qu'elle juge affecté. L'effet serait moins apparent, si, se trompant de maladie, son intention était dirigée sur un viscère sain. Mais pour s'en assurer, le magnétisant doit présenter le dos du bout de ses doigts du côté des ongles vers le malade à la distance d'un pouce, et commencer par la tête en descendant imperceptiblement ; dans cette attitude il faut parcourir peu à peu tout le corps, étant placé toujours en opposition ; lorsqu'elle parviendra à une partie affectée, si ses sens sont exquis, elle sentira aux dernières phalanges près des ongles un sentiment de chaleur, de froid ou d'âcreté, dont le premier annonce engorgement sanguin, le second lymphatique, et le troisième bilieux, ou d'acrimonie humorale, c'est ainsi que le magnétisant s'assurera en parcourant le corps du malade, et du siége et du genre de la maladie.

Ainsi une personne, ignorant l'anatomie, dirige simplement son intention ou son imagination sur la partie intérieure du corps, qu'elle a jugée affectée et telle qu'elle peut la comprendre en fixant son idée sur l'objet qu'elle veut traiter. Un homme qui magnétise de cette manière, a parfaitement l'air d'un *mouton qui rêve*, attendu qu'il ne doit point être distrait, et on peut juger aisément qu'il ne peut bien magnétiser qu'une personne à la fois, lorsque son intention est d'obtenir tout le succès possible de cette façon de magnétiser; c'est le moyen qu'on emploie pour accélérer l'action du fluide vital et pour l'accumuler, et en augmenter l'énergie sur les corps animés.

Cette méthode abstraite, qui a besoin d'une foi à l'épreuve, n'a cependant rien de plus abstrait à admettre que la méthode par laquelle on magnétise un arbre, en tracant des lignes dans l'air comme l'indique le n° 304. La différence n'existe donc que dans les mouvements des bras qui sont évidents à la vérité, mais dont les effets n'ont aucune cause plus démontrée. L'art de réunir l'intention à l'action des yeux et des bras n'offrira donc rien d'abstrait à ceux qui croiront à la possibilité de magnétiser à une distance donnée, et dès lors ils ne pourront se refuser au degré d'augmentation qu'on prétend lui donner au point d'agir à des distances plus considérables que cinquante lieues.

Le magnétisme peut s'exercer sur les malades sans les avoir touchés, il suffit de les avoir vus.

De l'organe de la vue dans les magnétisations.

La vue sert encore à aider à magnétiser ; il faut pour cela que le magnétisant dirige l'œil droit sur le côté gauche et l'œil gauche sur le côté droit en suivant la loi des pôles, n° 504 ; il doit aussi envisager le lieu malade de près, en approchant du malade la tête autant qu'il est possible, et diriger même le nez vers les parties affectées, pourvu toutefois que ce ne soit point avec répugnance, car la volonté doit toujours s'unir à l'intention déterminée de celui qui magnétise ; cette méthode est déduite du n° 275.

Toute personne malfaisante, ennemie du malade ou du magnétisant, doit se retirer de l'appartement où on magnétise ; son intention malfaisante pourrait contrarier l'action du fluide magnétique et son effet deviendrait inverse ou nul.

L'imagination préoccupée du malade s'oppose, par la tension qu'elle procure à ses nerfs, à l'action du magnétisme, dont la propriété est de rétablir l'équilibre entre les solides et les fluides.

Magnétisation à distance.

Comme mon objet, monsieur, est de vous prier de publier ce que j'ai appris et pratiqué d'intéressant dans l'art d'appliquer le magnétisme animal, afin de faciliter les expériences nécessaires à prouver son existence, sa cause et ses effets physiques et curatifs, j'ajoute ici le moyen de magnétiser d'intention à dix lieues, comme infiniment plus loin ; ce procédé trouvera d'autant plus de place ici que ce que j'ai dit ci-dessus a déjà dû en faire naître l'application.

Cette façon d'exercer le magnétisme, qui de toutes est la plus surprenante et la plus abstraite, paraît avoir été pressentie par M. Mesmer, n° 185, mais pratiquée longtemps avant par des personnes dont l'état, les connaissances, le désintéressement, l'amour de la vérité, la rectitude des sentiments, ne peuvent permettre aucune suspicion.

Une personne veut par exemple magnétiser une dame extrêmement susceptible de l'influence du magnétisme animal; il faut d'abord qu'il l'ait vue de manière à pouvoir avoir l'idée de ses traits, car il n'est pas nécessaire, comme je l'ai déjà dit, de toucher les malades pour les magnétiser très utilement de cette sorte; si elle prétend la magnétiser chez elle, le magnétisant se trouvant ailleurs, il faut qu'elle donne une heure déterminée pour lui faire éprouver une crise à l'heure indiquée et pendant un espace de temps donné; alors, supposant toujours que le magnétisant connaisse l'anatomie, il dirige son intention vers cette dame, de manière qu'il se représente le viscère malade tel qu'il serait à découvert s'il était disséqué, et doit envisager non seulement d'idée, la partie qu'il magnétise, mais même diriger sa vue sur l'objet que sa pensée contemple en opposition, comme l'indique le n° 287; que la ligne du milieu et antérieure du corps du magnétisant corresponde à la ligne du milieu antérieure du sujet magnétisé, et que l'œil gauche pénètre la partie droite affectée intérieurement et l'œil droit la partie gauche, comme je l'ai dit ci-dessus; ce moyen produit des crises, lorsqu'on a prévenu les malades qui en sont susceptibles; on a prétendu qu'il ne s'agissait pas même de prévenir les malades de l'heure ni du jour qu'on les magnétiserait, pour exciter en eux des crises, et qu'elles avaient également lieu sans cette précaution nécessaire à asseoir un jugement sur la certitude de l'effet et de sa cause.

Magnétisation sans être vu, à l'aide de corps réflecteurs.

Sans m'occuper à philosopher sur ce phénomène très intéressant, je dirai que l'on magnétise de même dans un appartement une personne qui ne vous voit pas, et par le même moyen, pourvu que celui qui la veut magnétiser l'ait vue; et si cette personne tourne le dos au magnétisant, il doit, pour obtenir plus d'effet, jeter sa vue sur un corps quelconque, mais principalement réfrangible, de manière que les rayons magnétiques puissent, par l'angle d'incidence, réfléchir vers la partie affectée de la personne qui tourne le dos au magnétisant. Ce moyen n'exclut pas celui proposé de magnétiser d'intention dans le même appartement, sans avoir recours aux corps réfrangibles.

A ce sujet je vais vous dire comment on magnétise dans une glace; il s'agit d'abord de diriger son intention et de porter la vue constamment sur la partie que l'on a dessein de magnétiser dans la glace; ensuite on emploie l'index de la main droite, ou un corps conducteur, pour diriger le fluide magnétique, comme si l'on magnétisait dans la glace un autre corps que le sien.

Les rayons magnétiques se portent de la personne qui se magnétise vers la glace, et réfléchissent de la glace, par l'angle d'incidence, vers la partie que l'on veut magnétiser; le conducteur et les yeux font dans cette circonstance ce que ferait un miroir concave exposé au soleil, et dont les rayons concentrés, dirigés et projetés sur une glace, seraient réfléchis sur un corps quelconque.

On magnétise les personnes par le moyen des glaces, en se plaçant de manière que le fluide dirigé dans la glace par le doigt gauche, réfléchisse vers la partie droite du malade, et *vice versâ* suivant la direction de l'angle d'incidence, et en tirant des lignes vers le corps représenté dans la glace comme l'indique le nº 291.

Il est nombre d'autres petits détails sur lesquels on fait tous les jours des questions dans les sociétés. J'userai de votre complaisance pour vous prier de leur donner une place ici.

Action magnétique augmentée par l'air et le son.

On doit avoir pour principe que l'air et le son concourent ensemble à donner un véhicule à ce fluide, ce qu'il paraît qu'on a négligé; mais on peut en suivre l'expérience, et on verra que cette assertion est juste lorsqu'on saura le moyen de magnétiser un clavecin. Pour y parvenir, il faut seulement frapper un instant dessus pendant qu'on en joue; il est essentiel que celui qui le frappe avec la base de sa baguette soit en harmonie avec les malades, n° 287, qu'il a dessein de magnétiser de cette manière; dans les salles où il y a des malades dont les sensations sont déjà portées au point de les faire tomber en crise, la vibration de l'air occasionnée par des corps quelconques a le même effet, mais l'harmonie du clavecin, du forte-piano ou de l'harmonica, dont les sons pénétrants et soutenus sont conducteurs du fluide magnétique, et de l'électricité naturelle des vaisseaux de cristal qui les produit, continue les crises et les fait passer par toutes les modifications que la mélodie, le chant et l'harmonie seule ou rassemblée peuvent parcourir eux-mêmes; la propriété des sons est donc de conduire, par l'intermède de l'air qui en est le véhicule, le fluide magnétique sur les organes de l'ouïe qui tiennent à l'origine des nerfs, et ce fluide parcourant toutes les ramifications nerveuses, ébranle, fortifie, dispose, anime et modifie l'action des nerfs d'où dépend l'harmonie qui doit exister en état de santé, dans toute l'économie animale.

Différence entre les effets magnétiques et les commotions de la peur, de la surprise, etc.

Il ne faut point confondre les effets du magnétisme animal avec ces fortes commotions isolées que les surprises occasionnent chez les personnes dont le genre nerveux est irritable, et que les médecins ont, de tout temps, blâmées et cherché à prévenir.

Je suppose une femme mélancolique, d'un caractère contemplatif, ayant le genre nerveux très irritable et facile à surprendre, méditant dans la solitude sur les objets dont ces sortes de malades s'affectent perpétuellement, si dans cet état de méditation silencieuse, abandonnée à ses réflexions, on vient à faire du bruit à son insu, les seules vibrations de l'air peuvent lui faire perdre connaissance, et être la cause d'une surprise qui donne souvent lieu à des effets que les magnétisants gais appellent crise, dans l'idée que quelques uns ont que ces mouvements extraordinaires, mais non pas imprévus pour ceux qui savent les employer à étonner, sont un travail dont la nature s occupe sans cesse pour dompter et éloigner les causes des maladies.

Ces mouvements sont toujours nuisibles quand le magnétisant ne les entretient pas avec douceur, par les moyens indiqués, et il faut toujours que l'attention et la volonté du magnétisant, ou sa pensée dont son âme prend la forme, concoure à pénétrer et imbiber pour ainsi dire les viscères malades, et fixe uniquement ces effets de l'âme sur le viscère affecté qu'elle a jugé malade, pour influer et lui restituer le principe vital qui constitue l'âme elle-même.

D'après cette nécessité absolue de fixer son attention sur la partie que l'on magnétise, il est aisé de juger de l'utilité du magnétisme, lorsqu'il est en même temps appliqué par une seule personne, sur trois ou quatre malades sans aucun intermède.

Action magnétique augmentée par l'électricité.

Pour obtenir des effets plus prompts que ceux qu'offre l'application du magnétisme animal seul, il faut ajouter l'électricité, je l'ai employée plusieurs fois avec succès; voici d'abord la manière qui s'est présentée à mon idée : persuadé que l'*harmonica* pouvait avoir plus d'effets sur l'organe de l'ouïe, en raison de l'électricité dont le son devenait conducteur, j'ai fait isoler un fort piano et le tabouret de la personne qui en touchait, et j'ai fait communiquer le fort piano avec le conducteur de la machine électrique, dont on tournait le plateau; j'ai vu pendant ce temps magnétiser dans le salon des personnes qui ont éprouvé des effets magnétiques ordinaires, mais dont elles n'avaient jamais été affectées dans tout autre temps. Ce succès m'a conduit à tenter une autre expérience, c'est d'établir une table isolée, par des pieds de cristal, comme on le pratique depuis très longtemps pour les tables qui portent les conducteurs des machines électriques; sur cette table isolée j'ai placé deux fauteuils, dont un communiquait, par une tringle de cuivre, au conducteur d'une machine électrique en action, mon malade étant situé dans un fauteuil, et moi sur l'autre en opposition, n° 287. J'ai magnétisé des personnes affectées de maladies nerveuses et très convulsives, avec un succès qui m'a fait infiniment espérer; le calme a été rétabli dans peu, et les crises convulsives sont devenues infiniment plus rares; les convulsions des enfants ont cessé avec tant de promptitude qu'elles m'ont frappé dans la première circonstance. Je magnétise les malades isolés en ne les touchant que des genoux, et présentant à trois pouces de distance du creux de l'estomac mes mains ouvertes et convergentes, et en les secouant de temps en temps. Cette méthode est celle qui commence à prévaloir parmi les magnétisants actuels avec les procédés que j'ai indiqués, mais sans addition du bain électrique.

Dans la seconde circonstance on tient les enfants sur soi ou debout devant soi, et on applique la paume de la main antérieurement, et l'autre postérieurement, en frictionnant légèrement la région de l'estomac et du bas-ventre d'une main, et la partie de la colonne vertébrale, correspondante à cette main, avec l'autre.

J'ai placé aussi des malades sur un isoloir, communiquant avec le conducteur de la machine électrique mise en action, et je les ai magnétisés en opposition, n° 289, n'étant pas isolé, en tenant toujours un doigt ou une main sur le siége de la maladie; j'ai inverti l'ordre de cette dernière expérience, en m'isolant moi-même, et magnétisant mon malade, qui communiquait avec le réservoir commun; ces dernières expériences combinées m'ont également fait espérer d'obtenir des succès par les effets qu'elles ont produits; il est à désirer qu'on les répète pour confirmer ce que je crois avoir aperçu sans prévention, et juger si l'électricité n'a pas plus de part à ces effets que le magnétisme animal.

Expériences de M. Carra sur le magnétisme animal.

On peut consulter à ce sujet les expériences de M. Carra, faites sur le magnétisme animal, contenues dans son livre intitulé *Examen physique du Magnétisme animal*. Voici celles qui ont été mises dans les journaux par ce savant, dont la modestie et la franchise sont les moindres qualités.

« J'ai fait, il y a quelque temps, deux expérien-
» ces, auxquelles j'attachai peu d'importance;
» mais sollicité par des amis, à qui je les ai com-
» muniquées, à en faire part au public, je me rends
» à leur invitation.

» J'ai mis dans un petit baquet une quantité
» d'acide vitriolique, mêlée avec le double d'eau :
» j'ai pointé dans ce baquet une verge de fer pliée
» à angles droits, et j'en ai dirigé l'autre pointe
» vers le creux de mon estomac, à 2 ou 3 lignes
» de la peau. Bientôt j'ai senti une chaleur douce
» et pénétrante qui s'est répandue, en moins d'un
» quart d'heure, dans toute l'habitude du corps.
» J'ai éprouvé des grouillements très sensibles
» dans les intestins, d'où je conclus que le fer a été
» le conducteur du gaz inflammable, produit par
» la dissolution de ce métal dans l'acide vitriolique.

» L'autre expérience a eu pour objet l'électri-
» cité. J'ai fait mettre sur un isoloir une personne
» qui communiquait par une verge de métal au
» conducteur d'une machine électrique; et, au
» moment où cette personne a été électrisée, j'ai
» appliqué mes deux mains fortement sur son
» corps, par dessus son habit. Cette personne et
» moi avons senti quelques picotements, ce qui

» n'est point extraordinaire; mais ensuite m'étant
» armé de bâtons de soufre dans les manches de
» mon habit, j'ai imposé de nouveau mes mains
» sur la personne isolée et électrisée : l'abondance
» et la fréquence des picotements ont été si pro-
» digieuses alors, que nous en avons été étonnés.
» J'ai passé successivement mes mains sur toutes
» les parties de son corps; c'était, pour ainsi dire,
» un feu roulant d'électricité. Enfin, en trois ou
» quatre minutes, cette personne qui avait très
» froid auparavant s'est trouvée en pleine transpi-
» ration, et cela, sans être nullement fatiguée ni
» inquiétée des commotions, parce que dans cette
» circonstance (où les mains sont appuyées for-
» tement sur le corps), ces commotions, ainsi
» que je l'ai observé, n'agissent pas brusquement,
» comme dans le trait d'une étincelle électrique,
» par le contact simple des atmosphères; mais
» elles se divisent en une infinité de petites com-
» motions ou vibrations qui réagissent dans l'in-
» térieur du corps de la personne électrisée, et
» occasionnent en elle une chaleur intestine et la
» transpiration dont je viens de parler. Une autre
» personne a monté sur l'isoloir, mais elle n'a pu
» supporter longtemps l'abondance et la fré-
» quence des picotements, surtout lorsque j'ai
» passé la main sur le creux de son estomac. Une
» troisième a pris sa place, et a supporté long-
» temps et avec une sorte de satisfaction, non
» seulement l'imposition de mes mains sur tout
» son corps, mais les mains d'une autre personne
» également armée, comme moi, de bâtons de

» soufre. Il faut observer que toutes les personnes » qui se sont présentées à cette expérience jouis- » saient d'une parfaite santé, et que je n'ai pas » cherché d'occasion, jusqu'à présent, de la faire » sur les malades. Je laisse aux amateurs le soin » de répéter et de varier les expériences. Peut-être » m'occuperai-je bientôt de l'électricité magnéti- » sante, et où j'exposerai les raisons qui pour- » raient déterminer à admettre, dans le traite- » ment de certaines maladies, la transmission » par les pores du gaz inflammable et de plusieurs » autres airs factices.

» J'ai l'honneur d'être, etc. : Carra. »

Magnétisation à l'aide de corps denses et pesants sur la région malade.

Je terminerai ma lettre par la description d'un nouveau et singulier moyen de magnétiser les malades, sans le secours du baquet, d'hommes, ni d'animaux. Le moyen employé par un révérend père qui a acquis de la célébrité dans l'art de traiter magnétiquement les malades, consiste à placer sur la partie malade un corps dense, de manière que cette partie située horizontalement se trouve pressée par la gravitation naturelle du corps le plus dense et le plus lourd que le malade puisse supporter. Par exemple, si un homme a un engorgement au foie et au mésentère, il s'agit de le coucher horizontalement, comme dans un lit, et de lui appliquer, sur la région du foie et le long de la ligne blanche, une ou plusieurs pierres, morceaux de fer, de plomb, etc., d'une pesanteur déterminée, suivant que le malade a plus ou moins de force pour le supporter, sans étouffer. On laisse le malade ainsi en presse autant qu'il peut le souffrir, et on répète le plus souvent qu'il est possible.

Ce moyen, tiré des principes de M. Mesmer, est fondé sur ce que la gravitation des corps est soupçonnée être un effet du fluide universel. Si l'on considère en effet qu'un corps abandonné à lui-même, reposant sur la surface de la terre, ne peut être soulevé que par l'effort d'une force supérieure, à sa tendance à reposer sur cette surface, que l'on appelle son poids; si l'on observe encore que ce corps tend en raison de sa masse à s'y reporter de nouveau, lorsqu'on cesse de le soutenir, on verra que ce phénomène ne doit avoir lieu que par l'effort des courants d'un fluide universel qui agit uniformément sur tous les corps inanimés, en raison de leurs masses et de leurs densités, et qui pénètre, *quant à l'aimant*, le globe dans la direction de son axe; le fer nous a heureusement servi à en démontrer les effets qui nous paraîtraient encore incroyables, sans la démonstration admirable que nous pouvons nous procurer chaque jour.

Quel est l'homme auquel l'aimant serait inconnu, qui ne prendrait pas pour augmentation de pesanteur l'effet qu'éprouverait une des deux masses de fer de même poids, de même masse et de même densité? si chacune de ces masses de fer placées dans un plateau de balance de même métal, l'une correspondait inférieurement à une surface de cuivre, et l'autre à un barreau d'acier aimanté, l'attraction ferait infailliblement trébucher et descendre la dernière masse suspendue, et cet homme serait induit à conclure, avec vraisemblance, que la masse et le plateau de fer correspondant au barreau d'acier placé au-dessus auraient acquis du poids : jugement plus naturel que s'il prononçait que la masse de fer contenue dans le plateau opposé aurait acquis de la légèreté, quoique cet effet ne fût pas moins commun dans d'autres circonstances; car l'aimant artificiel inférieurement supprimé et porté au-dessus près du fléau de la balance, en attirant en haut le levier de la balance, rendrait l'effet inverse et laisserait cet homme indécis sur son jugement, jusqu'à ce qu'il eût reconnu effectivement l'effet de l'attraction de l'aimant, en présentant latéralement le barreau d'acier aimanté aux plateaux de la balance qui le suivraient, suivant la force de l'aimant artificiel qui l'attirerait. D'où il est aisé de conclure que cette façon de magnétiser par l'application d'un corps lourd sur les parties malades est fondée sur la supposition d'un fluide universel qui fait graviter les corps vers le centre de la terre, et dont on détermine l'action par l'application d'un corps dense sur la partie malade.

« Je désire, monsieur, que ces détails, dans lesquels on trouve des vues nouvelles, puissent contribuer aux progrès de l'application du magnétisme animal. Je vous serai obligé de les insérer à la suite des aphorismes de M. Mesmer, que vous avez publiés à la satisfaction des curieux.

» J'ai l'honneur d'être, etc. : le chevalier DE C... »

PROCÉDÉS DE M. D'ESLON.

La publication des procédés de M. d'Eslon devant intéresser tous ceux qui ont intention d'appliquer le fluide magnétique animal aux maladies, de le soumettre aux expériences et de comparer ses différents effets avec ceux que produisent les procédés employés par MM. les Mesmériens, je m'empresse de les ajouter à cette édition des *Aphorismes de M. Mesmer*, comme une suite utile à démontrer les variations dont sont susceptibles les procédés du magnétisme animal, dans un temps où l'on cherche à reconnaître ceux qui sont le plus propres à produire des effets curatifs.

La direction de l'aiguille aimantée, sa tendance vers les deux pôles firent penser aux médecins, et surtout à Paracelse, que l'homme devait avoir ses pôles et sa direction : « le médecin, dit ce » chimiste, qui ne sait pas s'orienter dans le » petit monde (l'homme), qui ne connaît pas les » pôles, ne mérite pas d'être médecin. »

Lorsque l'anatomie, pour faciliter ses démonstrations, eut divisé le tronc humain en trois parties, la tête, la poitrine et la région épigastrique, les chimistes de ce temps en tirent trois petits mondes, qui avaient chacun leur axe et leurs pôles. Ce système devint surtout un dogme de Vanhelmont, qui admit ensuite une vie particulière et un esprit vital dans chaque partie du corps; l'estomac, le foie, la rate, le cœur, furent considérés par lui comme ayant chacun à part leur principe de mouvement et de vitalité. De l'harmonie de ces vies diverses entre elles, naissait la santé qui produisait la vie générale. De la cessation de la vie particulière d'un organe, venait la maladie, que suivait trop souvent la mort. Quelques magnétisants ont suivi cette division horizontale, qui peut fournir plus de clarté et moins de confusion aux explications données à ceux qui, n'entendant pas parfaitement l'anatomie, ne peuvent encore embrasser toute l'organisation de l'homme d'un coup d'œil; mais elle ne sert de rien pour la pratique du magnétisme.

Il n'en est pas de même de la division longitudinale de l'homme, et qui le partage en deux parties bien distinctes. Cette division paraît avoir été établie par la nature elle-même, qui a donné à chaque partie ses organes propres et réguliers. Si la moelle de l'épine du dos réunit ces deux parties, elle semble formée elle-même par deux portions distinguées; puisque l'hémiplégie, qui paralyse la moitié du corps, prend sa source dans la compression ou le resserrement de la moitié de la moelle épinière, et que tandis qu'une partie du corps est frappée de mort, l'autre jouit du mouvement et de la vie. C'est à ces deux parties longitudinales du corps humain, que les magnétisants ont donné les noms de pôles; et c'est sur cette division que sont établis leurs procédés. Pour décrire ceux-ci avec quelque ordre, je les diviserai en plusieurs articles.

1° Le corps partagé du zénith au nadir, c'est-à-dire dans sa longueur en deux parties, a le côté droit pour pôle *sud*, et le côté gauche pour pôle *nord*.

2° Comme deux barreaux aimantés influent réciproquement l'un sur l'autre, s'ils sont opposés, c'est-à-dire si le pôle *sud* est présenté au pôle *nord*, et celui-ci au pôle *sud*; de même l'homme qui magnétise pour procurer des mouvements attractifs, et mettre en équilibre le fluide qui circule en lui et dans celui qui est magnétisé, doit se mettre en face et opposer son côté droit au côté gauche, c'est-à-dire le pôle *sud* au pôle *nord*, et le pôle *nord* au pôle *sud*. En se plaçant derrière les personnes magnétisées, et en opposant par conséquent le pôle *nord* au pôle *nord*, on excite une répulsion, on change la direction du fluide et on dérange son cours. On emploie quelquefois cette dernière manière pour procurer des crises, et rétablir la circulation.

3° Le fluide magnétique sort de la terre, attiré par les rayons solaires, poussé par le feu intérieur et central. Il paraît abonder principalement dans les régions polaires, où la terre aplatie offre une surface moins profonde à son émission. Un moyen de recueillir le fluide plus abondamment, c'est de communiquer avec la terre, et de se promener à l'instant où le soleil sortant de l'horizon, vient l'élaborer et hâter sa transmission dans l'atmosphère.

4° Ainsi qu'on aimante le fer en le présentant en pointe et dans sa longueur à une pierre d'aimant; ainsi qu'on le charge d'électricité par les pointes, le fluide magnétique peut se soutirer et s'accumuler, en plaçant sur sa tête une verge de fer qui lui sert de conducteur.

5° Les doigts des pieds et ceux des mains revêtus d'une membrane extrêmement poreuse, sont les pointes naturelles avec lesquelles on se charge de magnétiser : ils deviennent des aimants naturels. Par les uns, on communique avec la terre; par les autres, on soutire le fluide de l'atmosphère, surtout en tenant leurs extrémités élevées, ou en les portant dans la direction du courant magnétique, c'est-à-dire en allant du midi au nord. Les mains et les pieds, en raison de leur action continuelle, ont besoin d'une plus grande abondance de fluide et d'une plus grande ouverture dans leurs pores. Aussi, Grew qui a examiné soigneusement ceux des doigts, a prouvé qu'ils étaient très multipliés, disposés régulièrement sur des ellipses et des triangles sphériques, conformément au cours intérieur du fluide observé dans une pierre d'aimant, et qu'ils étaient surtout beaucoup plus ouverts et plus exhalants que les autres pores.

6° Après que les doigts de la main ont recueilli plus de fluide qu'ils n'en ont ordinairement, si l'on veut empêcher, autant qu'il est possible, sa trop prompte déperdition, on obstrue les pores des doigts en repliant ceux-ci, en les serrant contre la main, et en appliquant le pouce sur la seconde phalange de l'*index;* ou bien on approche les doigts de chaque main et on les comprime les uns contre les autres en opposition. Le fluide passe dans la main et s'échappe bientôt lorsqu'on lui ouvre une issue plus libre.

7° Comme une plaque de fer s'aimante plus difficilement que des objets longs et pointus, tels que la lame d'une épée, qui laisse au fluide magnétique une espèce de course à parcourir; par la même raison on dirige avec plus de facilité et d'effet ce fluide sur les diverses ramifications nerveuses, avec un doigt tel que le pouce ou l'*index*, qu'avec la main tout entière.

8° Ceux qui, peu versés dans l'anatomie, ne connaissent pas parfaitement le système nerveux, magnétisent avec tous les doigts. Après avoir recueilli le fluide aérien, ils le jettent particulièrement sur les sinus frontaux et vers les tempes.

9° La situation ordinaire pour magnétiser, c'est de placer le malade en face du magnétiseur. Celui-ci applique ses genoux contre ceux du magnétisé; *les doigts des pieds réciproquement opposés.*

10° Dans cette position on met les mains sur les hypocondres du malade, les pouces sur le creux de l'estomac; les doigts de la main *droite sur la rate*; les doigts de la main *gauche sur le foie.* C'est par ce moyen qu'il s'établit une communication attractive, un courant magnétique, entre celui qui magnétise et les parties les plus irritables de celui qui est magnétisé.

11° Alors, et après une application de sept ou huit minutes, on tient encore pendant quelque temps une main sur les hypocondres; mais on promène l'*index* ou le pouce de l'autre du haut en bas, à commencer par la tête dès l'origine du nez, au-dessus des sourcils, des tempes, etc.; etc., en descendant ainsi le long *des nerfs des bras et des mains.* On suit ce procédé, ensuite avec les deux mains, en dirigeant toujours la main droite sur la direction du *nerf sympathique gauche*, et la main gauche sur la direction *du nerf sympathique droit*, afin que les pôles soient toujours en opposition.

12° Si l'on magnétisait de bas en haut, on donnerait un nouveau cours aux liquides du corps humain; la tête du malade s'embarrasserait; et on pourrait lui donner une commotion funeste au cerveau, et *peut-être* une apoplexie.

13° On prétend *soutirer le fluide magnétique* de la personne malade, c'est-à-dire la magnétiser négativement, en approchant alternativement et pendant un certain temps, le pouce de l'endroit où l'on veut ôter la trop grande abondance du fluide, et *en le retirant en ligne perpendiculaire*, à deux pieds environ de distance.

14° Si on électrise avec le globe de verre une verge de fer légèrement mouillée, on sent autour du métal un petit vent frais, qui est la matière électrique, rendue plus sensible dans son écoulement, par les parties aqueuses qu'elle détache de la verge, pour les apporter à la main qui se présente. Ainsi, en magnétisant quelqu'un qui transpire, on ressent quelquefois une certaine fraîcheur, et le courant du fluide devient plus sensible.

15° Pour que le magnétisme conserve son action attractive et répulsive, il ne peut souffrir une percussion violente. L'acier aimanté, placé sous le marteau, ou jeté avec force sur le pavé, perd sa propriété; ainsi un choc rapide dans l'air par le mouvement du bras, par un trop grand éclat de la voix, rompt la direction du fluide, et empêche les effets.

16° Lorsque les muscles sont retirés et contractés depuis longtemps, il est utile d'aider à leur développement par des émollients ou des bains de vapeurs, ainsi que l'ordonnait avec succès M. *de Haen*, avant de faire électriser les paralytiques; cependant ceci n'est qu'une plus grande précaution; le fluide magnétique *paraissant* s'insinuer dans les lieux mêmes où le fluide électrique, plus chargé de particules sulfureuses et grossières, ne peut pénétrer.

17° Si la direction du magnétisme avec le pouce ou l'*index*, les autres doigts étant repliés, gêne à la longue et fatigue, on peut se servir d'une verge de fer de six à sept pouces de longueur, assez effilée du côté que l'on présente au malade. Les pores du métal dont elle est composée, reconnus pour être à lignes droites, attirent le fluide aimanté qui se trouve dans le magnétiseur, surtout s'il *est jeune et vigoureux*, pour le transmettre au magnétisé.

18° L'homme sain, qui n'est fatigué d'aucune obstruction, et dont les fluides circulent librement, retire bientôt de la terre et de l'atmosphère, le magnétisme qu'il fournit à un autre. Ainsi, un arbre prend sa force de la terre où ses racines sont enfouies, et de ses branches multipliées qui sont autant de pointes qui se balancent dans les airs.

19° La verge de fer tenue perpendiculairement *à l'atmosphère*, attire le fluide magnétique. On sait que des morceaux de fer, présentés pendant quelque temps à l'air, dans une position verticale, tels que des barreaux de fenêtre, s'aimantent naturellement, et du Fay a prouvé que c'est de cette seule position perpendiculaire que des verges de fer obtiennent leur vertu aimantée.

20° Les verges d'acier, en effet, qui sont trempées horizontalement, ne peuvent acquérir aucune direction magnétique ; tandis que celles qui sont trempées ou qu'on laisse refroidir perpendiculairement se dirigent vers les pôles, et se trouvent aimantées. Ainsi toutes les fois qu'on porte la baguette magnétique sur les sinus frontaux, et la direction des nerfs sympathiques, on commence ce procédé pendant *deux* ou *trois secondes*, *sa pointe élevée perpendiculairement* à l'atmosphère.

21° Le baquet n'est point absolument propre au magnétisme, mais il peut en augmenter l'effet. Il donne d'ailleurs au médecin magnétisant, la faculté de rassembler les malades sous ses yeux, et de les traiter tous ensemble. L'eau est remplie de particules ferrugineuses et magnétiques; elle est l'un des plus puissants conducteurs de l'électricité ; elle doit être très propre à porter et à propager le magnétisme.

22° La caisse circulaire qui la contient, est ordinairement de bois de chêne : elle a 1 pied 1/2 de profondeur, sur 4 ou 5 de diamètre. Le couvercle est percé de plusieurs trous, dans lesquels on place des baguettes de fer, coudées et mobiles. Cette mobilité, qui permet de les hausser, de les baisser, facilite à chaque malade, placé autour du baquet, le moyen de les appliquer au siége du mal.

23° Pour augmenter l'intensité du magnétisme du baquet, quelques médecins ont placé dans l'eau un cercle de bouteilles ainsi préparées : on frotte chaque bouteille avec vivacité, et pendant un certain temps, dans une même direction, et en portant les mains de bas en haut; on la remplit par un souffle prolongé, autant qu'on le peut, d'air; on la bouche aussitôt avec soin, et on la place dans le baquet.

24° On magnétise encore les bouteilles de cette manière : on tient chacune d'elles par son fond; on mouille le pouce et l'autre main, de façon qu'il donne quelques gouttes d'eau. Après avoir introduit le pouce ainsi mouillé dans le goulot de la bouteille, on fait mouvoir celle-ci circulairement sur son axe; les gouttes d'eau s'échappent du pouce; et après ce mouvement pendant deux minutes environ, la bouteille est bouchée et placée, ou sur l'estomac du malade, où elle fait le même effet que la main du magnétisant, ou dans le fond du baquet.

25° On l'électrise fortement par le moyen d'une chaîne qui aboutit au globe électrique. De même les malades rangés autour du baquet forment une chaîne magnétique, et communiquent entre eux par une corde qui les entoure, ou en *appliquant mutuellement leurs pouces et les index* de leurs voisins.

26° Le médecin magnétisant fait affluer quelquefois une plus grande abondance de fluide au malade, en employant un instrument de fer qui présente, aux deux extrémités, plusieurs pointes parallèles, qui se réunissent en faisceaux dans le milieu. Il applique les pointes de l'un des côtés à la région épigastrique du malade, et les pointes de l'autre à son estomac. Avec sa baguette de fer il frotte l'instrument en ligne droite, comme s'il voulait l'aimanter, c'est-à-dire, en partant de lui pour aller au malade.

27° Pour faciliter les émissions du fluide moteur, il faut surtout une grande propreté, soit dans celui qui magnétise, soit dans celui qui est magnétisé. « Lavez-vous souvent tout le corps, » disait Maxwel, si vous voulez éprouver les effets » salutaires du magnétisme. » L'usage du tabac qui fatigue les fibres du cerveau, celui de ces pommades insalubres, inventées par la beauté pour perpétuer son empire, et qui loin de blanchir la peau, ne font qu'en obstruer les pores, ne peuvent être tolérés dans le traitement magnétique.

28° Ce traitement ordonne des bains, un exercice modéré et en plein air, la promenade au milieu des champs, la musique, la gaieté, et la jouissance enfin de tous ces biens si simples et si doux que la nature sage et bien entendue nous invite à goûter pour notre conservation, en plaçant dans eux l'attrait du plaisir.

Ce sont là tous les procédés de M. d'Eslon, auxquels on a donné, dit-il, trop d'extension, mais dont on ne doit point douter des effets, qui sont attestés par des témoignages nombreux ; il confirme aussi ce que les vrais médecins ont toujours soutenu, et que cependant M. Mesmer nie, que c'est passer d'une extrémité à l'autre, que de se borner exclusivement à la pratique de ses procédés, et de leur attribuer plus d'efficacité qu'à tous les remèdes, et dit : « Sans doute en bien des cas » les procédés qu'on emploie sont salutaires et » utiles ; mais doivent-ils être universels ? Voir » tous les médecins s'armer de baguettes, s'en» tourer de baquets, proscrire aussitôt la méde» cine usuelle et pratique, c'est peut-être ne pas » connaître la vraie puissance de l'agent qu'ils » *déifient* ; négliger, d'un autre côté, d'approfon» dir la théorie du magnétisme et les moyens de » rendre ses effets plus sensibles, de faire passer » dans l'homme les émanations de ce principe ; » ne point chercher si son influence, plus ou moins » grande, peut déterminer le siége des maux, » c'est ressembler aux barbares habitants d'E» phèse.

» Si parmi nous, disaient-ils, quelqu'un vient » exceller, ou trouver un nouvel art, qu'il soit » banni ; qu'il aille porter ailleurs sa supériorité » ou ses lumières. »

FIN.

TABLE ANALYTIQUE

DES

MÉMOIRES ET APHORISMES DE MESMER.

PREMIER MÉMOIRE.

DEUXIÈME MÉMOIRE

APHORISMES.

CHAPITRE 1er. — DES PRINCIPES.

CHAPITRE II. — DE LA COHÉSION.

CHAPITRE III. — DE L'ÉLASTICITÉ.

CHAPITRE IV. — DE LA GRAVITÉ.

CHAPITRE V. — DU FEU.

CHAPITRE VI. — Du flux et du reflux.

CHAPITRE VII. — De l'électricité.

CHAPITRE VIII. — De l'homme.

CHAPITRE IX. — DES SENSATIONS.

CHAPITRE X. — DE L'INSTINCT.

CHAPITRE XI. — DE LA MALADIE.

CHAPITRE XII. — DE L'ÉDUCATION.

CHAPITRE XIII. — THÉORIE DES PROCÉDÉS.

CHAPITRE XIV. — OBSERVATIONS SUR LES MALADIES NERVEUSES ET SUR L'EXTENSION DES SENS ET DES PROPRIÉTÉS DU CORPS HUMAIN.

CHAPITRE XVI. — Notions générales sur le traitement magnétique.